体を変える！ あなたを変える！
人生が変わる
奇跡のきくち体操

指の魔法

菊池和子・著
大橋明子・絵

集英社インターナショナル

はじめに

あなたは、自分自身の体をどんなふうに思っていますか？

メイクや服装で美しく装《よそお》った外見とは裏腹に、本当は、自分の体に不満や不調を抱《かか》えているのではないですか？　だとしたら、それはあなたの将来にとって大変な警告です。なぜかというと、不満や不調を抱えたまま、四〜五十代になって本格的な病気になってしまっている人に、私は毎日のように出会っているからです。

あなたの体はほかに替えることのできない、かけがえのない存在。そのことを考えない人、気づいていない人が、どんなに多いことでしょう！

私が、「きくち体操」という体操を創始して、もう五十年以上になります。最初はどの生徒さんもやせたい、今の自分の体型が嫌い……と言って入ってくる方がほとんど。でも、みなさん、この体操を続けていくうちに、自分の体に対する考え方が変わってきました。自分の体を育て続ける作業を通して、自分の命に対する思いも成長し、気持ちにも変化が起きてきました。心も体も、見違えるようにキレイに、生き生きとなっていきました。

きっとあなたも、本書を読み終わる頃には、今よりずっと、心も体もキレイになっている自分に驚くはず。さあ、「体」の声をしっかりと聴きながら、体を動かしていきましょう。

菊池和子

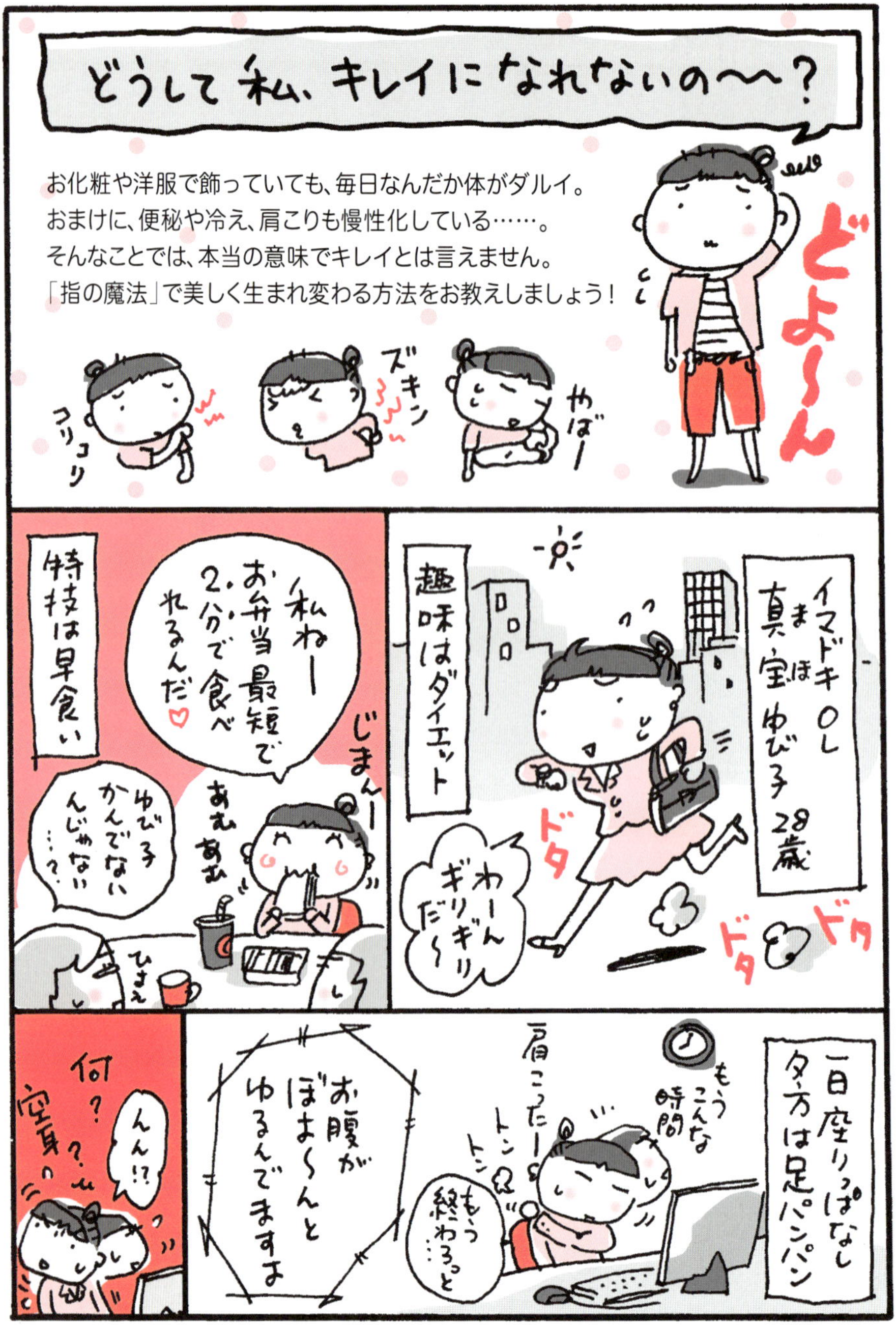
どうして私、キレイになれないの〜〜？
お化粧や洋服で飾っていても、毎日なんだか体がダルイ。
おまけに、便秘や冷え、肩こりも慢性化している……。
そんなことでは、本当の意味でキレイとは言えません。
「指の魔法」で美しく生まれ変わる方法をお教えしましょう！
どよ〜ん
コリコリ
ズキン
やばー
イマドキOL 真《ま》宝《ほ》ゆび子 28歳
趣味はダイエット
わーんギリギリだ〜
ドタ
ドタ
ドタ
特技は早食い
私ねーお弁当最短で2分で食べれるんだ♡
じまんー
あむあむ
ゆび子かんでないんじゃない…？
ひそそ
一日座りっぱなし夕方は足パンパン
もうこんな時間
肩こったー
トントン
もう終わろっと…
お腹がぼよ〜んとゆるんでますます
何？？
んん!?
空腹

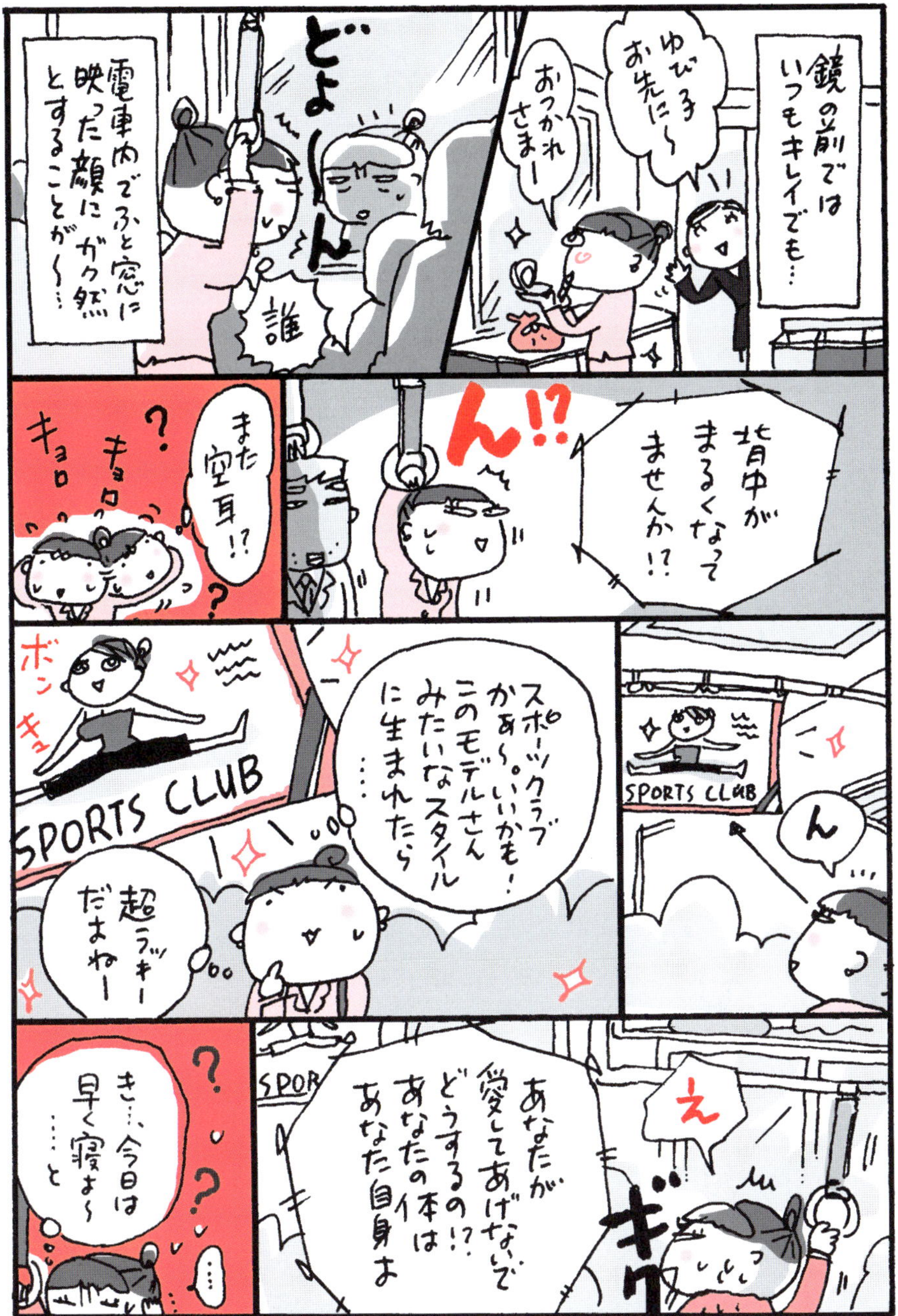
鏡の前ではいつもキレイでも…
ゆび子お先に〜
おつかれさまー
電車内でふと窓に映った顔にガク然とすることが〜…
どよ〜ん
誰
背中がまるくなってませんか!?
ん!?
また空耳!?
キョロ
キョロ
?
?
ん…
SPORTS CLUB
ボンキュ
SPORTS CLUB
スポーツクラブかぁ〜。いいかも! このモデルさんみたいなスタイルに生まれたら……
超ラッキーだよねー
え
あなたが愛してあげないでどうするの!? あなたの体はあなた自身よ
ギク
SPOR
き…今日は早く寝よ〜……と
?
?
……

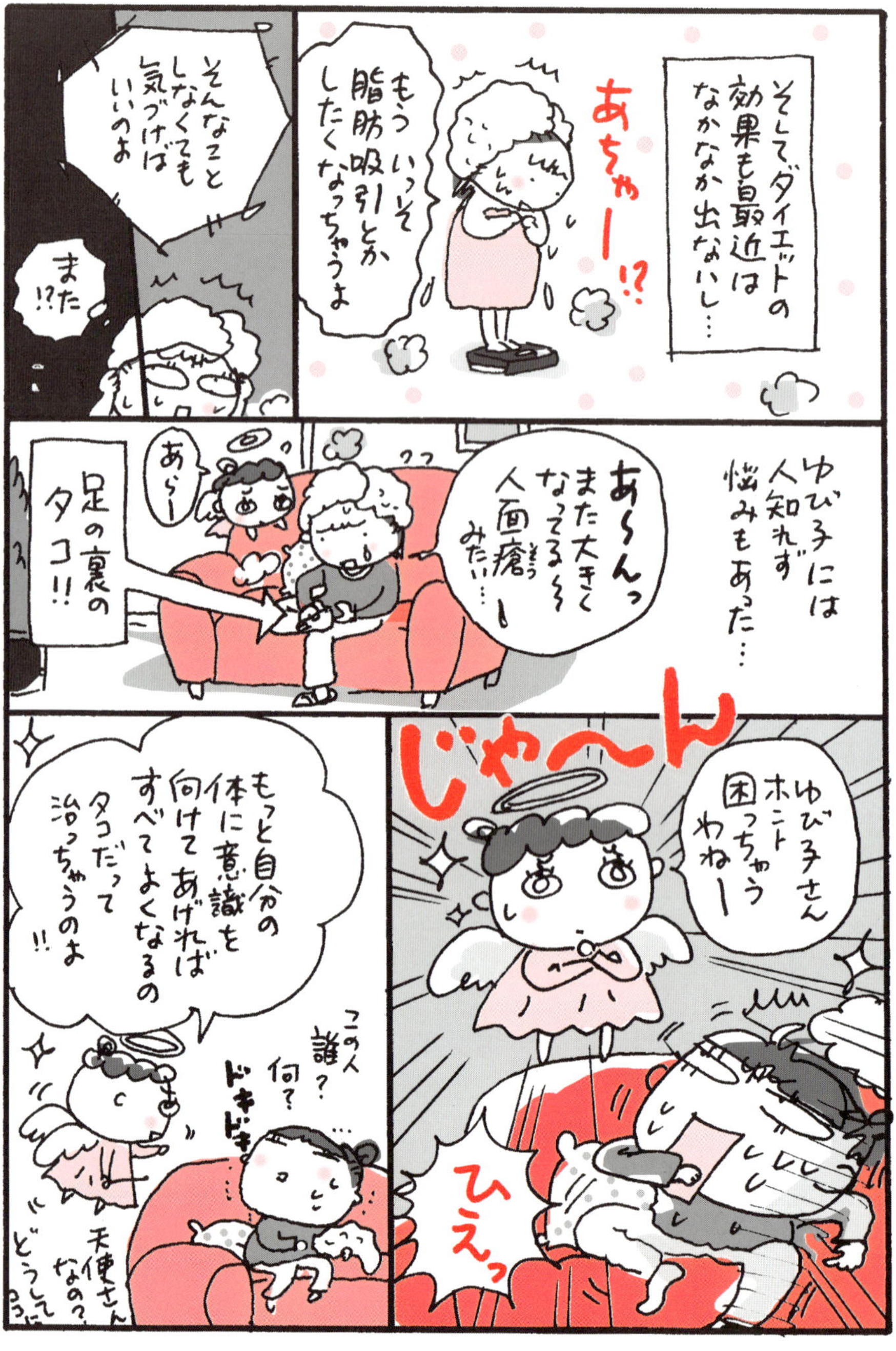
そしてダイエットの効果も最近はなかなか出ないし…
あちゃー!?
もういっそ脂肪吸引とかしたくなっちゃうよ
そんなことしなくても気づけばいいのよ
また!?
ゆび子には人知れず悩みもあった…
あら〜んっ また大きくなってる〜 人面瘡《そう》みたい…
あら〜
足の裏のタコ!!
じゃ〜ん
ゆび子さん ホント困っちゃうわね〜
ひえっ
もっと自分の体に意識を向けてあげればすべてよくなるの タコだって治っちゃうのよ!!
この人誰? 何?
ドキドキ
天使さんなの? どうして

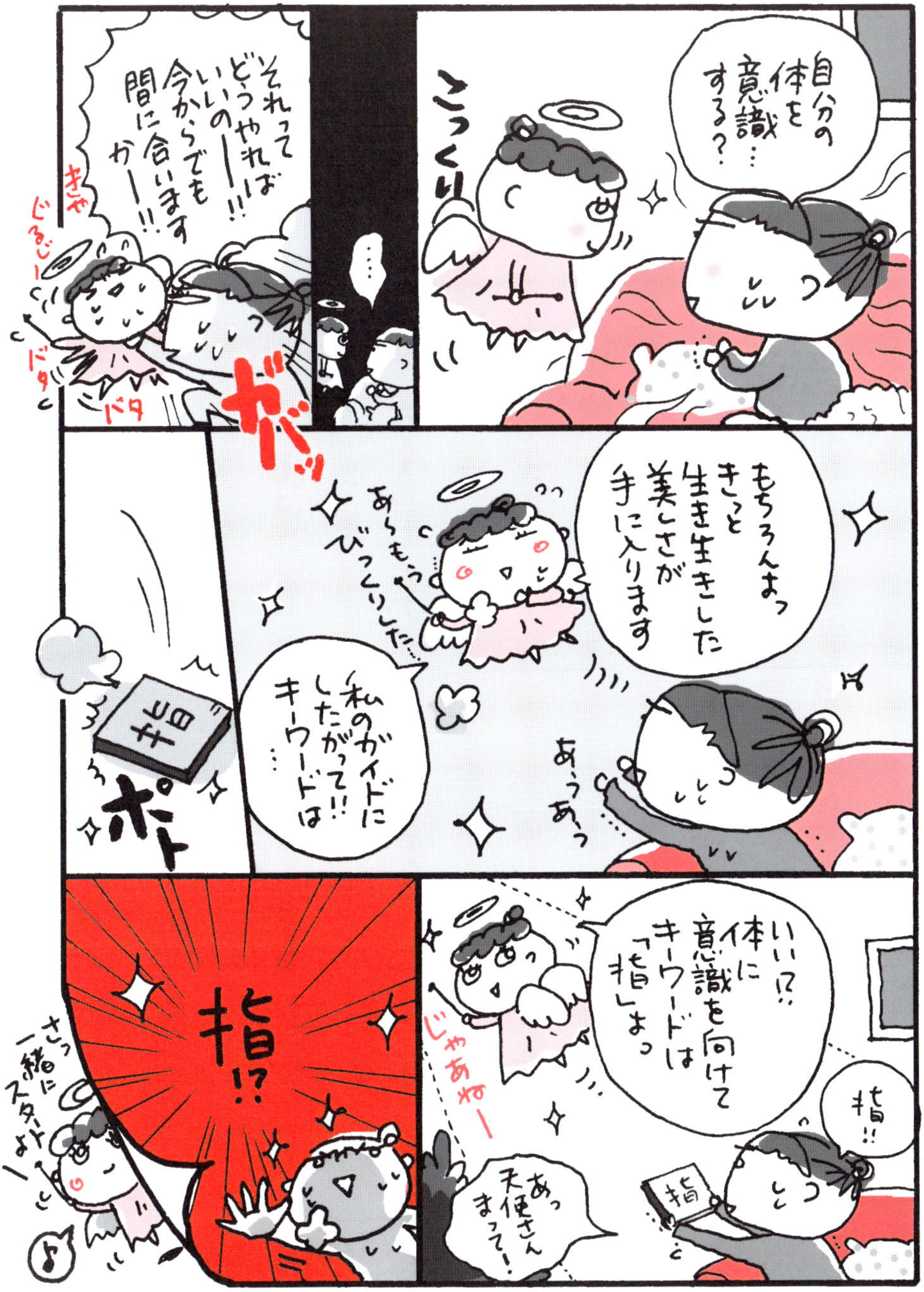
自分の体を意識する？…
こっくり
……
それってどうやればいいの——!! 今からでも間に合いますかー!!
きゃ
ドタ
ドタ
ガバッ
もちろんよっ きっと生き生きとした美しさが手に入ります
あらもうびっくりした…
私のガイドにしたがって!! キーワードは…
あっあっ
ポト
いい!? 体に意識を向けてキーワードは「指」よっ
じゃあねー
指!!
指
あっ天使さんまって！
指!?
さっ一緒にスタートよー
♪

もくじ

第3章 感じる

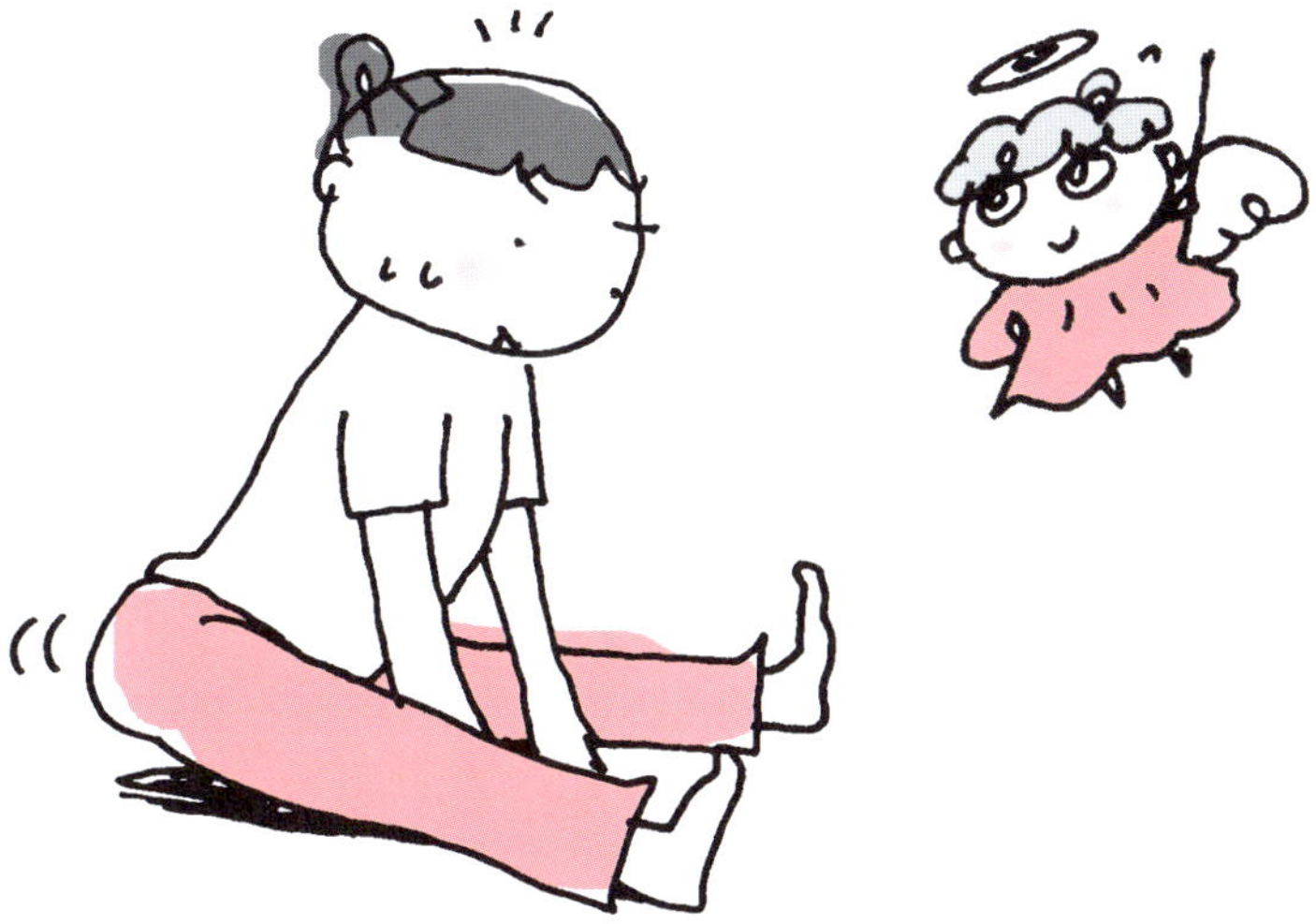

構成　円谷直子

装丁・本文デザイン　Design Trim
立花久人・福永圭子

第1章

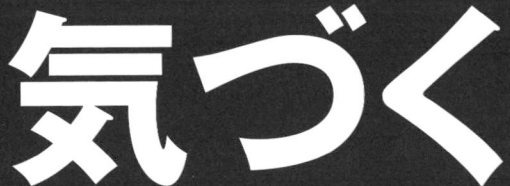

気づく

普段、足に指があることすら忘れていませんか？
指にふれて、これが薬指、これが中指と確認してください。
体は、あなたそのもの。
見失っていた「自分」と出会いましょう！

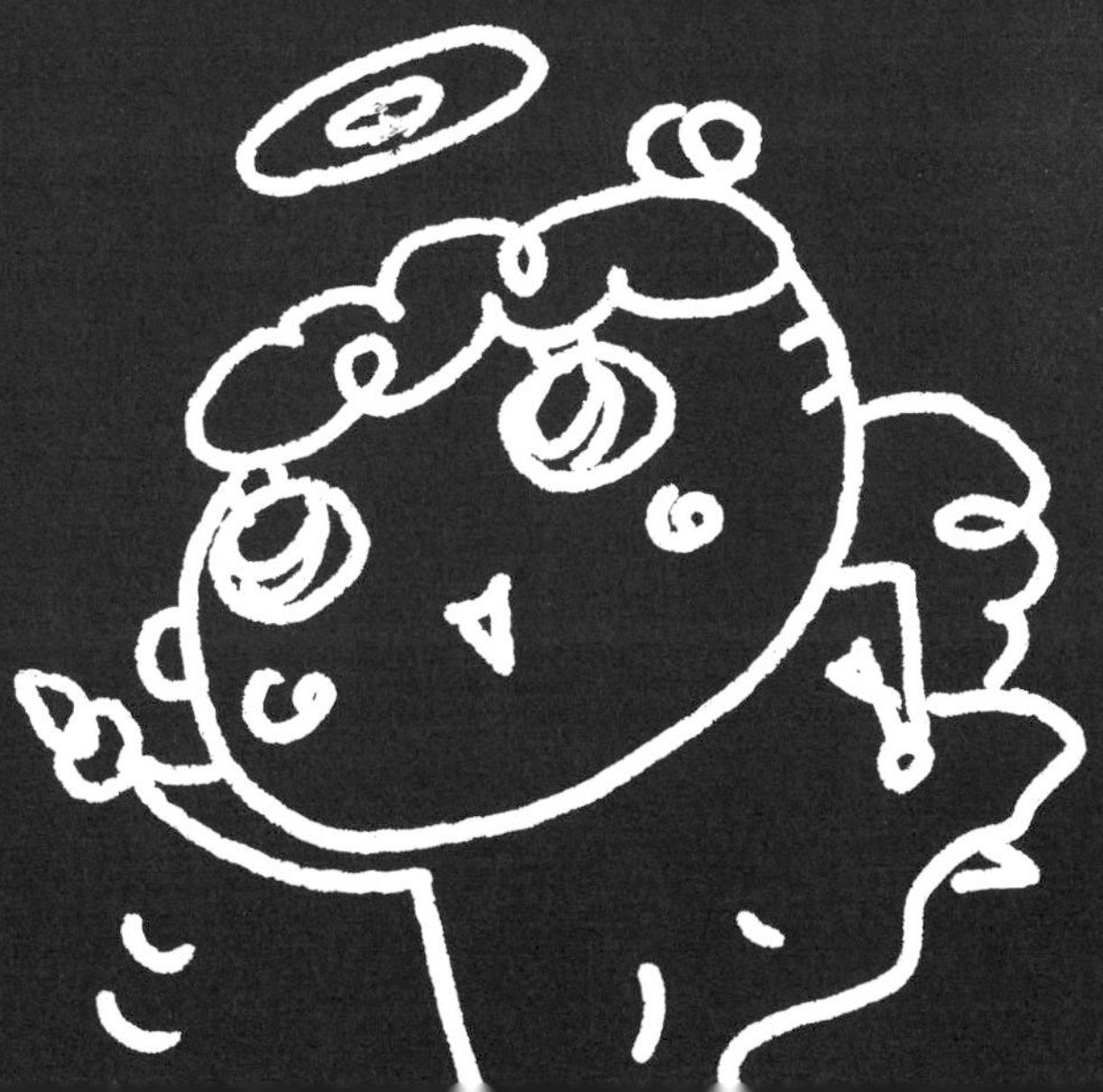

あなたの夢をかなえてくれる、「魔法の指」の力をチェック！

「キレイになりたい」「幸せになりたい」といった願望をかなえるには、特別な道具などいりません。ダイエットやエステをすれば、美しくなって幸せになれると思っていたら、大間違い。

生きるための「道具」とは、私たちのこの体です。この体以外にはないのです。あなたは、その大切な生きるための「道具」に、これまでまったく手をかけず、ほったらかしにしてきましたね。

そんなあなたが、今しなければいけないことは、手足の「指」を育てていくこと。

次章で詳しく述べますが、体の起点となるのが、実は手足の「指」だからです。起点となる「指」を育てることで、「キレイになりたい」というあなたの願望がかなえられます。そして、体を動かすことを通して自分に向き合うから、この体で生きていると思えるようになります。

これまであなたが見ていたのは外から見える自分。意識して体を動かすことで、本物の自分に向き合うようになるのです。そして動かすことを通して、自分で自分をよくしていくことができるので、生きる力がつき、心も前向きになるのです。自分らしく生き生きと輝くあなたなら、〝なりたい自分〟を手に入れることは簡単です。

ではまず、あなたの指が「魔法の指」としての力を発揮できているかチェックしましょう。

Check1 足裏を見てみましょう

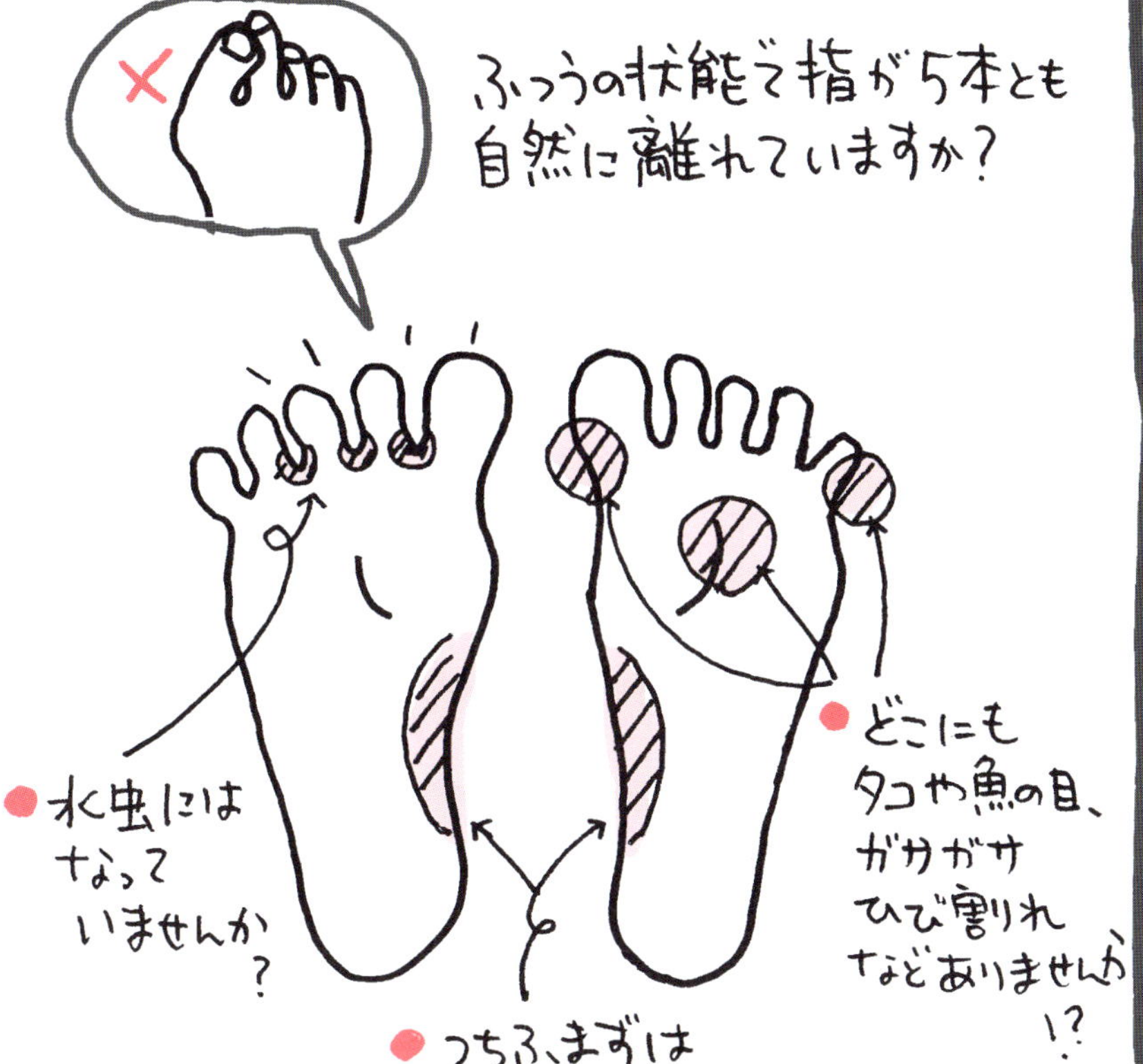
×
ふつうの状態で指が5本とも自然に離れていますか？
水虫にはなっていませんか？
どこにもタコや魚の目、ガサガサひび割れなどありませんか!?
つちふまずはありますか？

● 足裏は「逆三角形」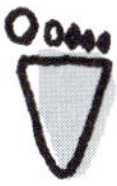ですか？

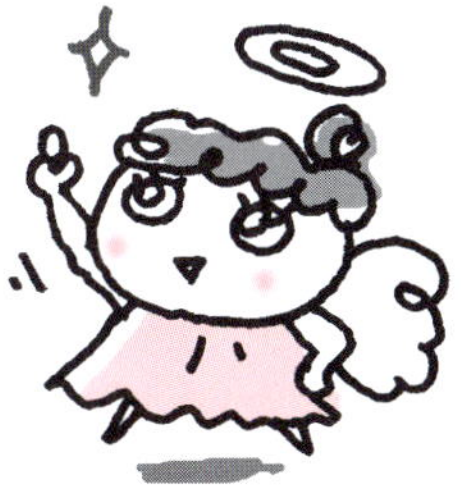

Check2 足の中指や薬指を意識できる?

〈普段どおりに立ってみてください〉

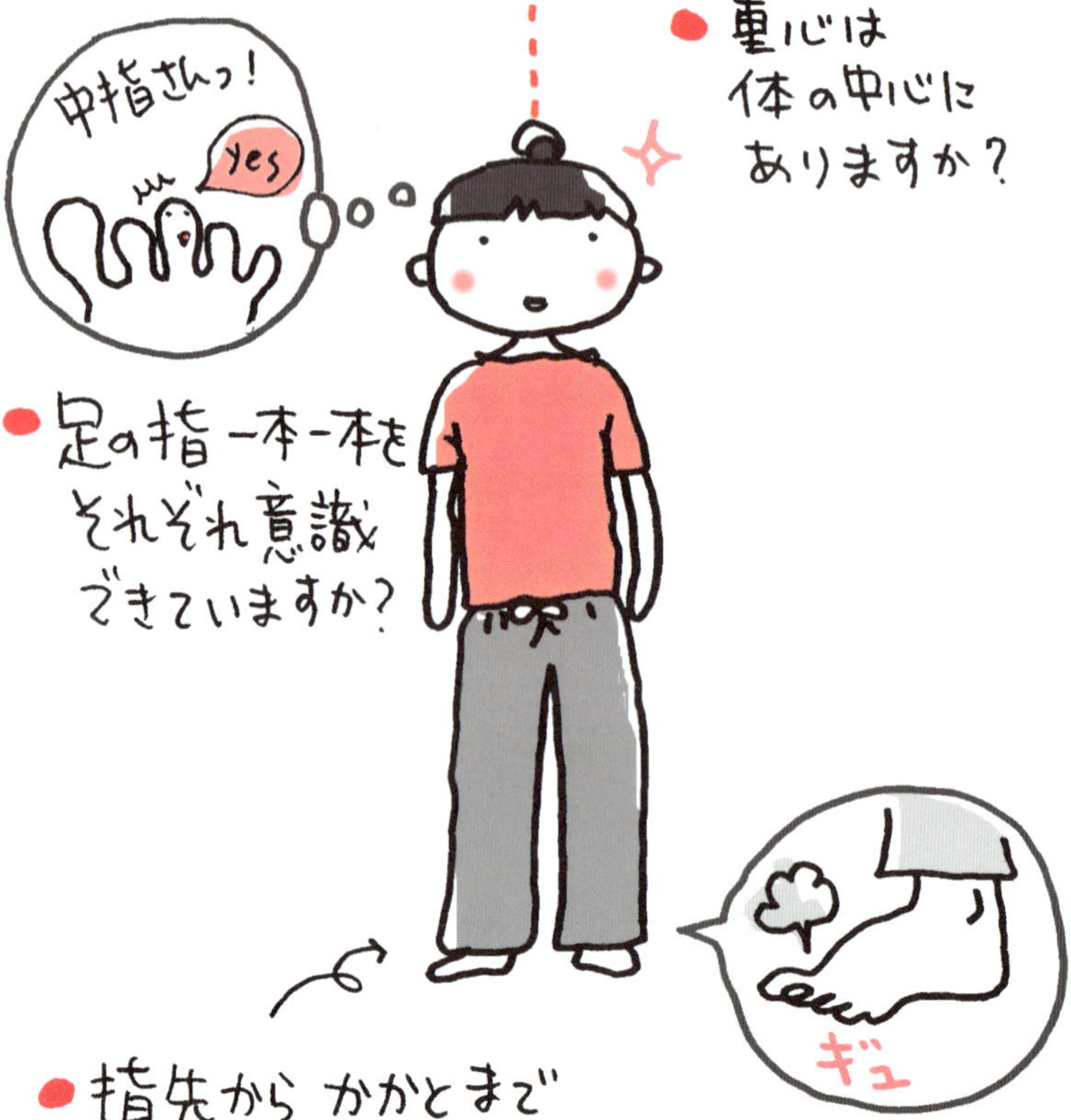

- 重心は体の中心にありますか?
- 足の指一本一本をそれぞれ意識できていますか?
- 指先からかかとまで足裏全体が床についてますか?(つちふまず以外)
- 足の指全体で床をつかめていますか?

Check3 手の指で「グー」「パー」ができる?

〈親指を中にして「グー」に〉

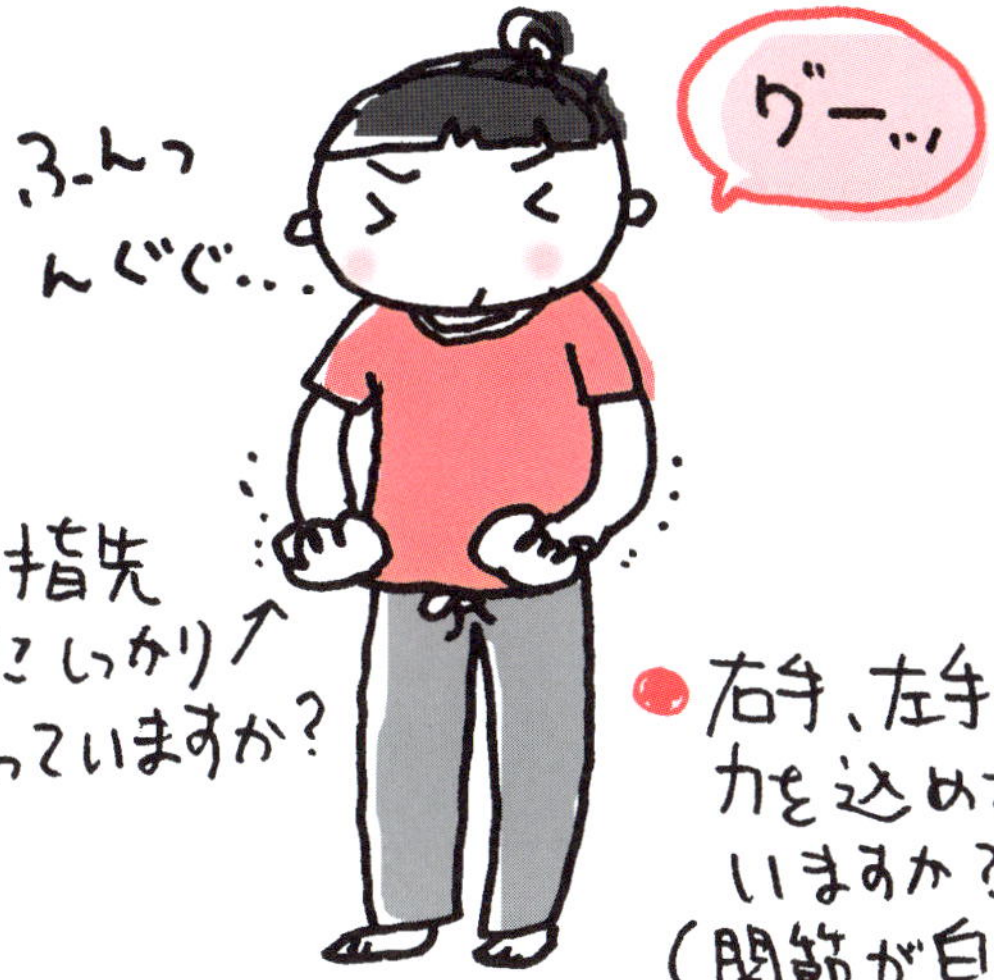

- 5本の指先すべてにしっかり力が入っていますか?
- 右手、左手とも力を込めて握れていますか?(関節が白くなるくらい)

〈思いきり「パー」に〉

- 5本の指の開きは均等?

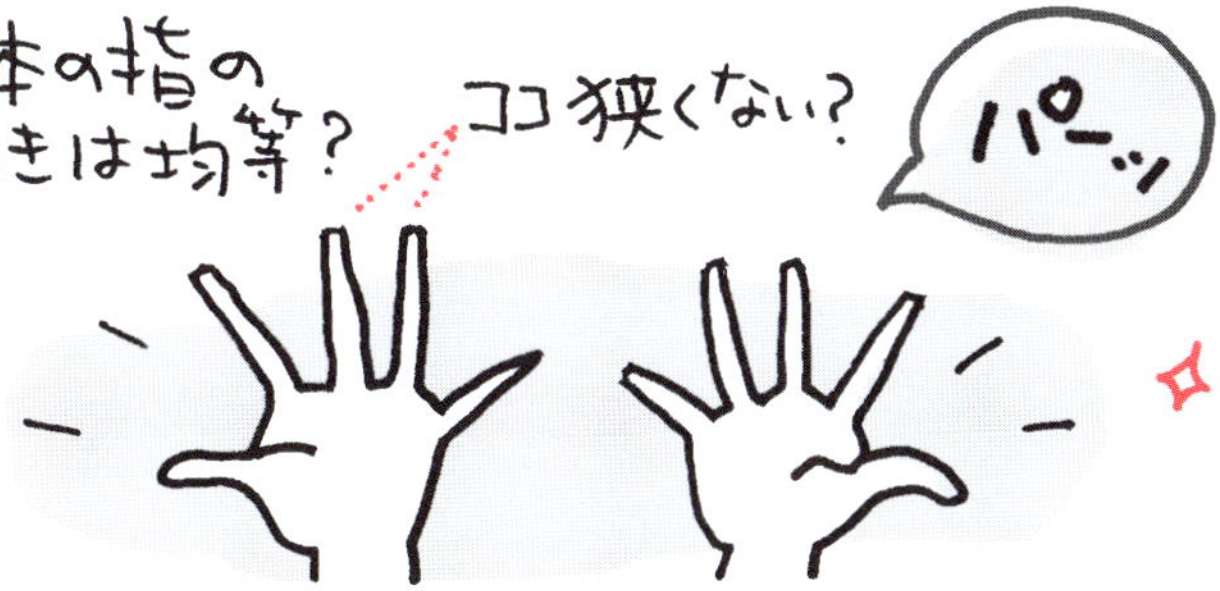

- 手のひらからすべての指までしっかり力を入れて開けてますか?

check4 足の指で「グー」「パー」ができる?

▶両脚を伸ばして座ります◀

〈両足で「グー」に〉

● 右足，左足とも「グー」にできますか?

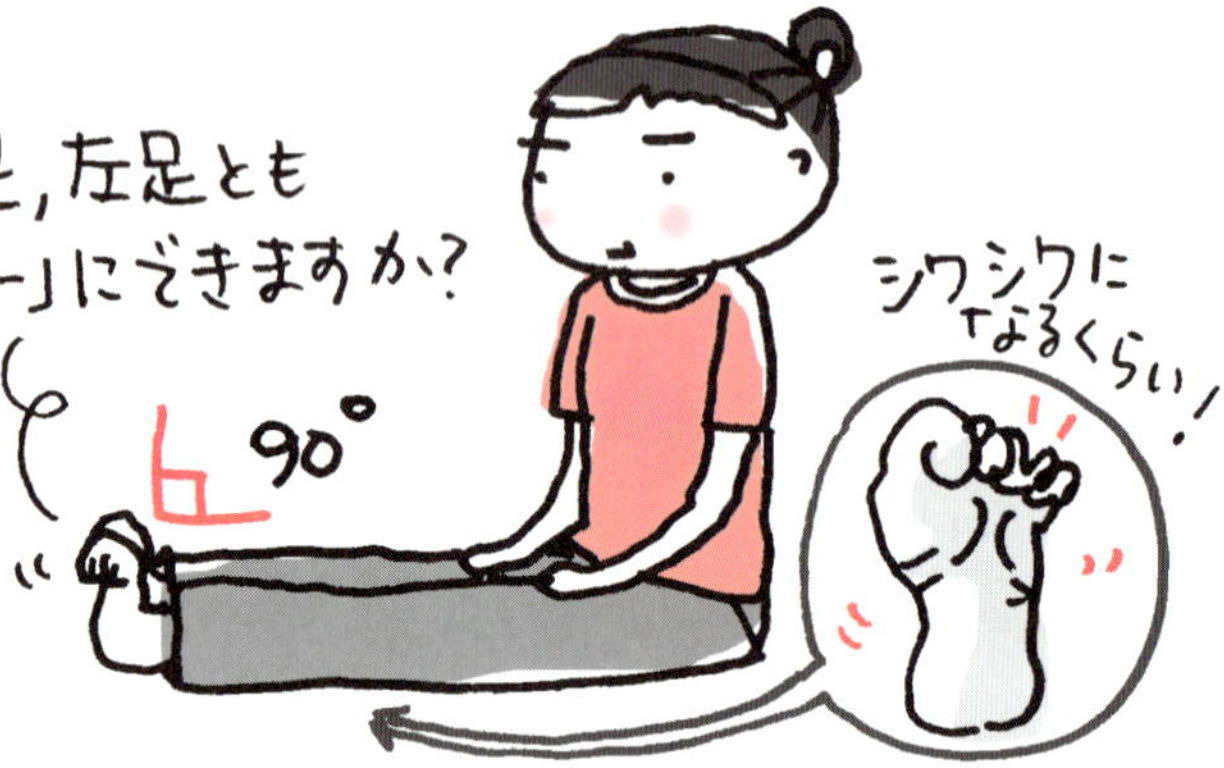

● 5本の指すべてに力が入っていますか?

〈思いきり「パー」に〉

● 5本の指の開きは均等?

● すべての指がしっかり開いていますか?

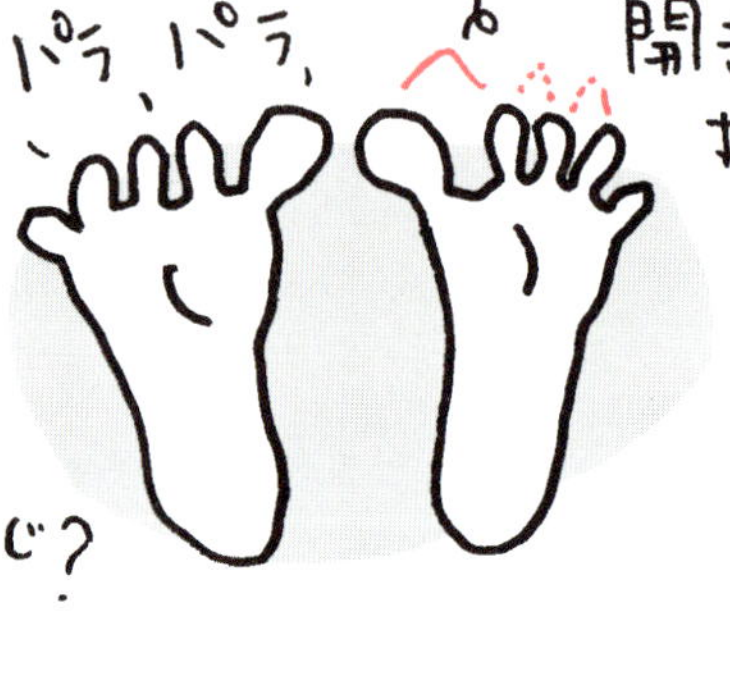

● 右足と左足の開き具合は同じ?

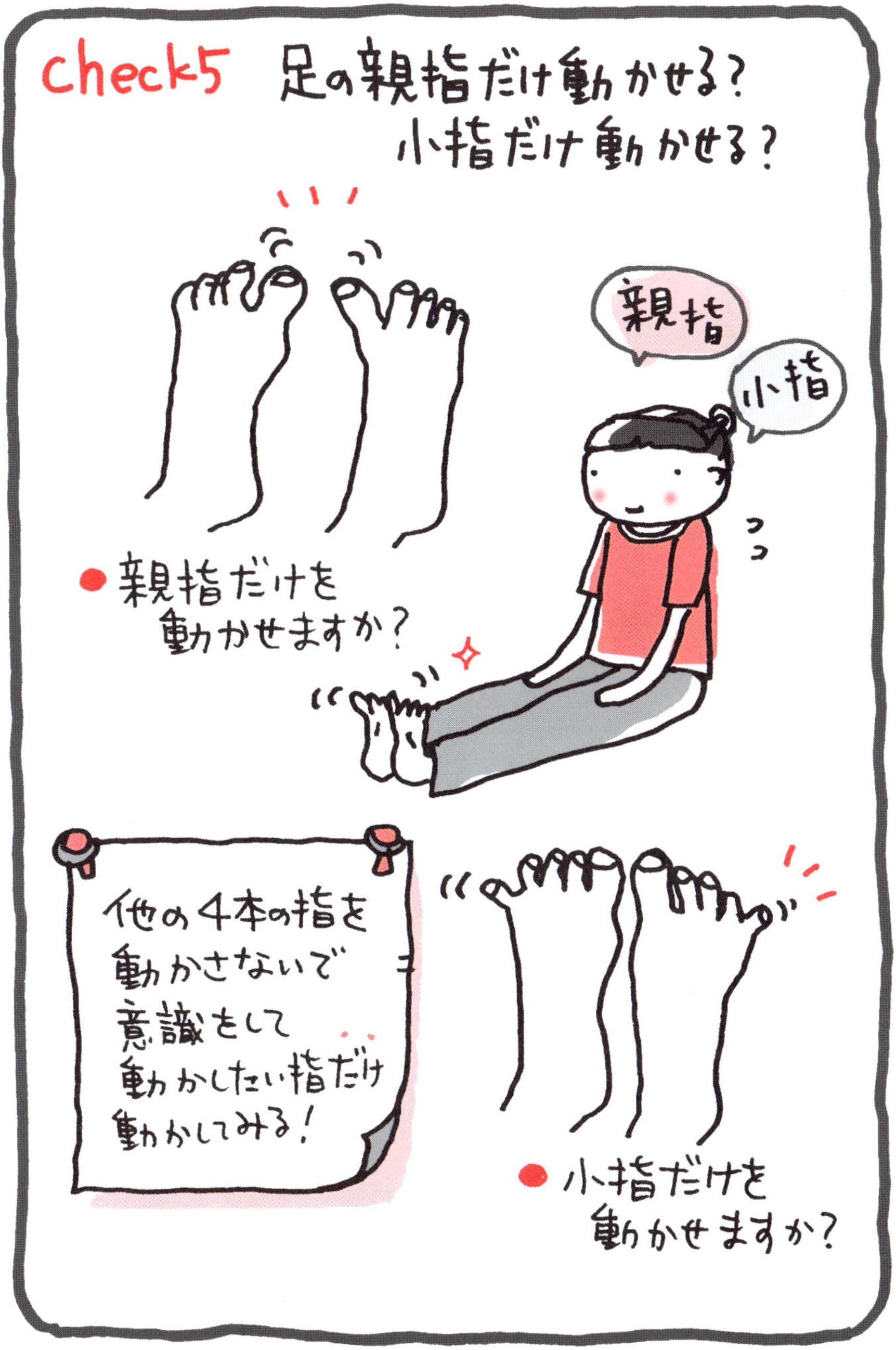
check5 足の親指だけ動かせる？
小指だけ動かせる？
親指
小指
●親指だけを
動かせますか？
他の4本の指を
動かさないで
意識をして
動かしたい指だけ
動かしてみる！
●小指だけを
動かせますか？

結果&対処法

不調の原因は「指」!?

「魔法の指」チェックはいかがでしたか?

「指」は自分の体の一部のはずなのに、思うように動かせなくて、驚いたのではないでしょうか? 普段は意識して動かすことなんてしないから、気づかなかったんですね。なかには、「手の指はともかく、足の指なんて、一本一本動かす必要があるの?」なんて思った人もいるでしょう。でも、この「手足の指を意識して動かせる」ということは、私たちにとってとても大切なことなのです。

あなたは、意識して動かしていない状態、つまり無意識な状態でいるときの体がどうなっているか考えてみたことはありますか? 脂肪のついたお腹はだらしなくたるんでいるし、背中は格好《かっこう》悪く猫背です。たしかに無意識のままの体でいるのはとても楽なことですが、それを続けていくと、猫背はもっと猫背に、お腹はますます出てしまいます。そしてきちんと姿勢よく立てないために、体は歪み、背中やふくらはぎなどにまで無駄な脂肪がついてしまいます。

体の歪《ゆが》みは、いつしか、肩こりや、頭痛、生理痛など、目に見える症状となって現れてくるかもしれません。そんな体の不調やトラブルは、病院やマッサージへ行ってみたところで、一時的に回復するだけ。では、どうすればいいのでしょう？

手足の「指」を意識して動かすことを始めてみてください。あなたの体の不調やトラブルを改善してくれる鍵が、実は手足の「指」に隠されているのです。

「魔法の指」チェックで見えてきた、あなたの本当の姿

さて、チェック1で、足裏を見て、気づいたことは何ですか？

タコや魚の目ができていることにはじめて気づいた人もいますね。外反母趾《がいはんぼし》になっていることを知ってショックをうけた人もいるかもしれません。驚くべきことに、女性の約八割は、足に何らかのトラブルを抱えていると言われます。

そんな足の不調を、大概の人は普段はいている靴のせいにしてしまいます。でも、靴は二次的な要因にしかすぎません。実際は、ももからひざ、ふくらはぎといった脚全体の筋肉が弱ったために、それにつながる足の筋肉が弱って自然なアーチが崩れたことが根本的な原因です。つまり、指を使っていなかったり、五本の指に均等に力が入っていなかったりすることで、体重のかかり方が偏《かたよ》り、タコや魚の目、外反母趾になるのです。ひび割れや水虫だって、足をきちんと使わず、忘れてほったらかしにしてきた結果です。

足の指をしっかり広げて、大地を踏みしめていれば、指が育っていきます。すると、足裏は自然と逆三角形になってきます。つちふまずだって、ちゃんとできてくるんです。

チェック2〜5では、指を意識したり、指示どおりに動かせるかどうかなどを試していただきました。この、「指を意識して使うことができるかどうか」というのは、実は、あなたの指が脳ときちんとつながっているかどうかのチェックだったのです。

左右の結果に偏りがあった人、手の指ではできたことが、足の指ではできなかった人、結果はさまざまでしょうが、その結果こそが今のあなたの「体」、つまり「あなた自身」のありのままの姿です。

思うようにクリアできなかったり、結果がアンバランスだった人は、脳、すなわち意識と体のつながりに偏りがあったり、意識と体がバラバラに離れてしまっている状態。

でも安心してください。そのことに気づけたということが、とても素晴らしいことなのです。たとえ、意識と体がバラバラに離れてしまっていたとしても、それに気づいた今このときから、諦めないで自分の体に思いをかけていきましょう。そうすれば、きちんと体は応《こた》えてくれます。

手足の指がしなやかな体を作ってくれる

後で詳しく述べますが（P84〜）、私たちの体は、骨だけで組み立てられて人の形をしているわけではありません。バラバラの骨をつなぎとめて、人の形にしてくれているのは筋肉なのです。筋肉があるから、手足を自由に動かしたり、おしゃべりしたり、おしゃれを楽しむことができるのです。

骨は筋肉が動いた刺激で育っていきます。骨の中には血管や神経が通っていて、ここで血液も作られています。意外と知られていませんが、内臓だって筋肉でできているのです。

指先までしっかり意識して筋肉を動かせば、骨密度が上がり、血液が増え、細胞が再生していきます。私たちが生きていくうえで筋肉は欠かせないもの。そしてその筋肉は、動かして育てていかなければなりません。そうしないと、私たちは生きていけないのです。こんなこと、知らなかったでしょう？

そんな私たちの大切な筋肉は、手足の指を「起点」として、体全体につながっています。あなたのその体は、手足でできているといっても言い過ぎではありません。

「魔法の指」チェックで思うように指を動かせなかったということは、つまり、その指を「起点」として全身につながっている筋肉が弱っているということになるのです。

試しに、足の親指をしっかり意識して立ってみてください。ほら、それだけでひざが伸びやすくなり、お尻の筋肉も寄せやすくなってキュッと上がり、背筋がスッと伸ばしやすくなるでしょう？　足の指に意識を向けて使うことで、脚全体が、そしてそれにつながっている体全部の筋肉がよみがえってくるのです。

これを続けていけば、それだけで全身の血行もよくなって、冷え症や生理痛などのトラブルも目に見えて改善してきます。

「指の魔法」とは、あなたの体の不調を改善し、美しく変身させてくれる魔法なのです。

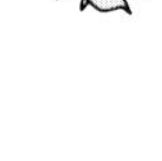

あなたは、今までこんな泣き言を言ってはいませんでしたか？

「スタイルが悪いのは、生まれつき」

「太っているのは、忙しくて食事が不規則だから」

「いつも体調が悪いのは、仕事の付き合いで飲み会が多いから」

「どうせダメ」とか、「やっても無駄」などといって、自分から逃げるのは、もうやめませんか？

あなたのその体をよくするのも、悪くするのもあなたしだいなのだということを知ってほしいのです。誰もがキレイに輝く力を、その体の中に秘めているのですから。

ただ、困ったことに、今のあなたは、どうやってその力を引き出せばいいのかを知りません。だから、今は「魔法の指チェック」で、指が動かなくてもいいのです。はじめは動かなくて当たり前。だって、これまで自分自身の体をまったく意識してこなかったのですから。

でも、これからは違います。

これから実践する「指の魔法」の体操で、自分の体をよく意識し、動かし、感じとる。あなたがすべきことは、たったこれだけです。

続けているうちに、指が育って、脳とつながってくるのが感じられるようになります。そして、自分の思うとおりに動かすことができるようになります。

さあ、次の「育てる」章から、あなたの体が本来持っている素晴らしい力を取り戻していきましょう。「指の魔法」で、自分の体を自分のものにしましょう。「なりたい自分になれる」のは、もうすぐそこです。

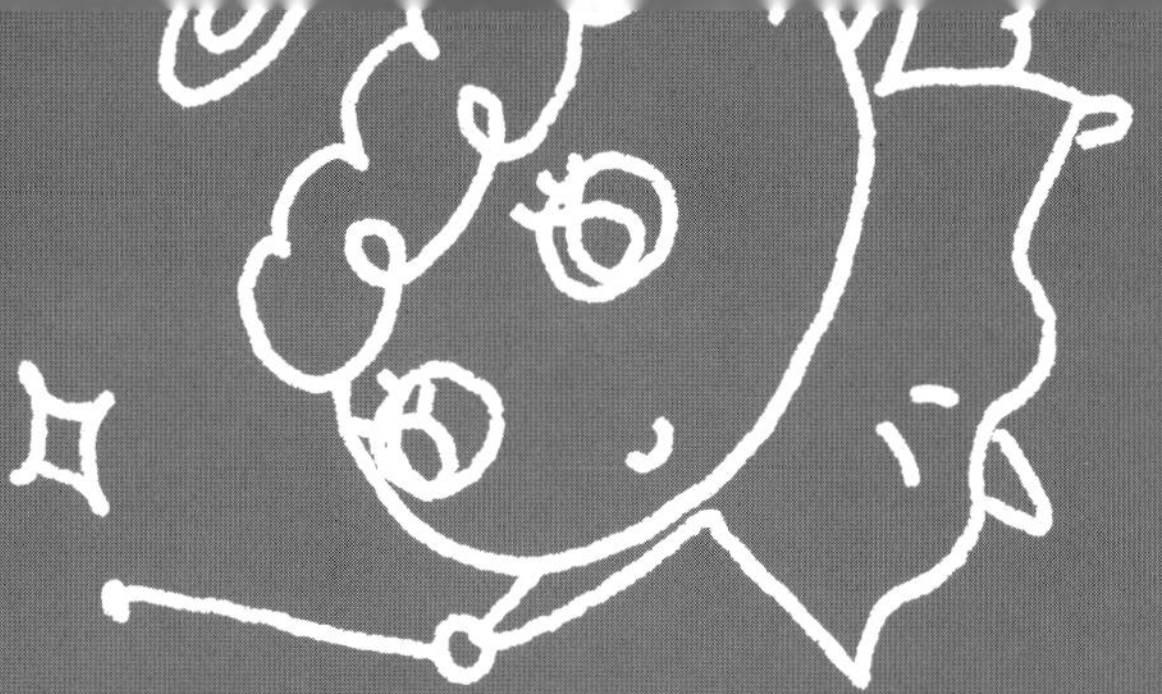

第2章

育てる

大人になって成長が止まると、
もうそこで「育てる」のはお終いと思っていませんか？
生きている体は、生涯、育て続けなくてはなりません。
だからこそ、
どんな状態からでも変われる、よくなれるのです！

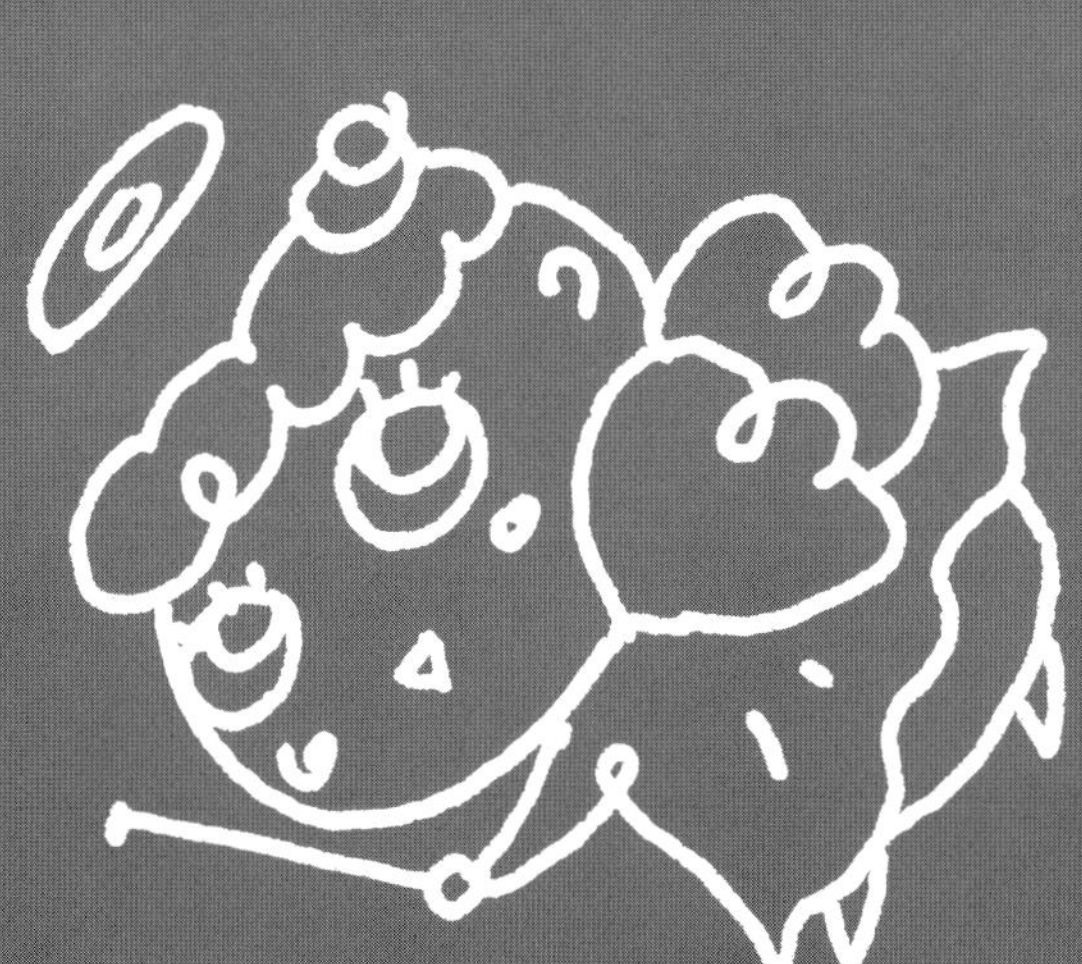

手と足の指で握手してみよう

「指の魔法」を実感するために、手と足の指で握手をしてみましょう。

まず、右脚のももの上に、左足をのせます。その左足の指の間に、右手の指を小指側から入れていってください。最初は痛かったり、思ったように足の指の間が開かなくて、なかなか深く手の指が入らないかもしれません。それは足が弱っているしるしです。

できるところまででいいので、指が組めたら、手と足、お互いの指に力をいっぱい入れて、ギュッと握りあってみてください。そして、組んだ足の指一本一本に力が入っているかどうか触ってみてください。脳につながっていない指がないかどうか、握っているふりをしている指がないかどうか、目でもよく見てください。

さあ、握手した手と足を離してみて。ほら、握手した方の足と、握手していない方の足を比べてみると、見た目も感覚もぜんぜん違うでしょう？　握手したあとの手足の指は真っ赤になっていますね。手足を意識して使ったことで、血液が流れ込んだのです。血液は、体温。血行がよくなれば、体までポカポカとあたたかくなってきます。冷え症だって解消です。

それだけではありません。指を刺激したことによって、脳も活性化してきます。握手したときに力が入って使えた指は、脳とつながった指。なんだか足の輪郭《りんかく》までしっかりとしていませ

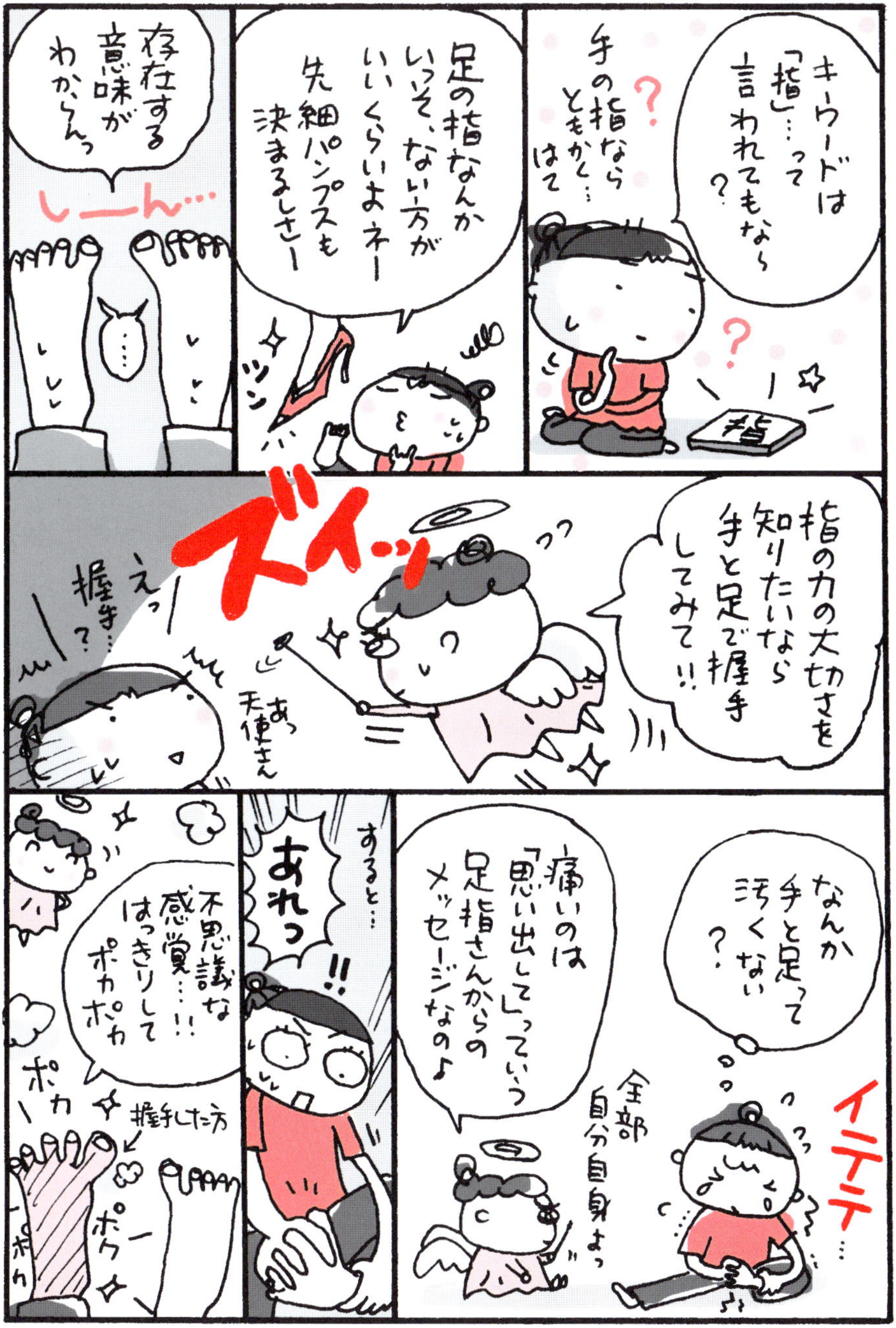
キーワードは「指」…って言われてもなぁ？
手の指ならともかく…
はて
？
？
指
足の指なんかいっそ、ない方がいいくらいよネー先細パンプスも決まるしさー
ツン
存在する意味がわからんっ
しーん…
…
指の力の大切さを知りたいなら手と足で握手してみて!!
ズイッ
え？握手…？
あっ天使さん
なんか手と足って汚くない？
イテテ…
痛いのは「思い出して」っていう足指さんからのメッセージなの♪
全部自分自身よっ
すると…
あれっ
!!
不思議な感覚…!!はっきりしてポカポカ
ポカ
握手した方
ポク
ポク

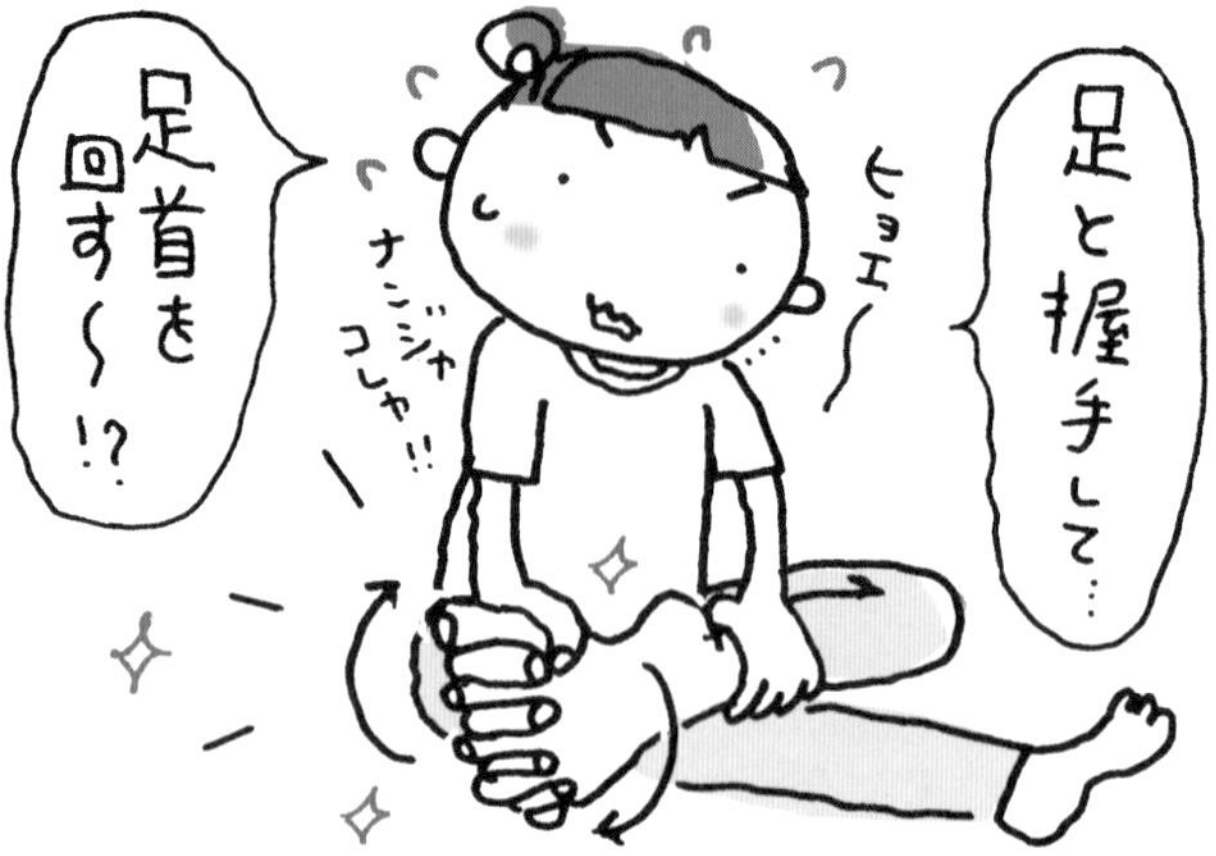
足と握手して…
ヒョエ〜
ナンジャコレャ!!
足首を回す〜!?

んか？　手と足の握手で指を刺激しただけで、体にこんなにも変化が生まれるんです！

　次に、もう一度手と足で握手をして、しっかり握れたら、いったんその手をゆるめて今度は足首を回してみましょう。まずは手の力でグルグルと回してみてください。

　では今度は、足首の力だけで回してみてください。手はお手伝い。簡単にグルグルとはいきませんね。

　どうですか？　不思議ですね。二つは同じ動きなのに、手の力で回したときは足首しか動かなかったのが、足首の力で回すと、足首につづいているふくらはぎや太腿《ふともも》、そして腹筋までがピリピリと刺激されるのを感じたはずです。

　意識して動かすというのは、こんなにすごいこと！

　第1章でも述べたように、手足の指を起点として、筋肉は全身につながっています。でも、そのつながりは意識して動かさないと、感じることはできません。

　気持ちで体を動かすことで、はじめて体全体がよみがえってくるのです。

「気持ち」を変えれば、どんどん体がキレイに！

「手と足の握手」と「足首回し」をして体を動かしてみて、脳と体、そして気持ちはつながっていて、まるごとひとつで「私」なのだということが、だんだんと自分の体で感じられてきたと思います。

ですから、「太っているこの体が嫌い」などと決して思わないでください。脳と体と気持ちはつながっているのです。「イヤだ」「嫌い」という思いが、あなたの体をますますよくない状態にしていってしまうのです。

そんなに嫌いな体だったら、ほかの体にとりかえますか？　そんなことはできませんね。この宇宙でたったひとつの、同じものがほかにない、私だけのかけがえのない体なのに、それを嫌いだなんて思うことは、自分の命を捨てるようなものです。

「今まで気にかけてこなくてごめんなさい」「頑張ってキレイになろうね」と、自分の体の素晴らしさに気づき、感謝できたとき、はじめてあなたの体はよくなっていきます。気持ちに応えてくれます。だって、その体はあなた自身、あなたそのものなのですから！

これさえ気づけば、もうあなたは幸せの第一歩を踏み出したようなもの。脳と体と気持ちがつながれば、「なりたい自分」を手に入れることも簡単です。「ありがとう」「大好き」と思っていれば、どんどんキレイになってきます。その変化にあなたは驚くことでしょう。

さあ、ではさっそく、体の起点である手足の指を育てることから始めましょう！

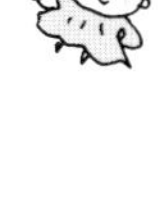

さあ、トライ！ 自分の体をよく見て、触ることから始めましょう！

まず裸になって、全身を鏡で映してみてください。

背中やお尻、ももの後ろ側など、いつもは忘れがちなところまで、しっかり見て、見えない部分は手で触って感じてみましょう。意外なところに脂肪がついていたり、お尻がたるんでいたり、お腹のへんがカサカサしていたりしませんか？　それがありのままの「あなた」です。

顔や目に見える部分だけでなく、見えない部分や、見たくない部分まで、そのすべてをありのままに、全身のすみずみにまで意識を向け、毎日触って、見て、動かしてみます。

これから始めるベーシック・メニューは、今の自分を感じて、自分に気づくための体操です。最初は意識して動かすことがうまくできないかもしれません。でも、何回か繰り返していくうちに、あなたは自分の体の変化を実感できるようになるでしょう。

どんな状態からでも、自分でよくしていこうと思えば、よくなる力を持っている、変われる力を持っている。体はそんなふうにできているのです。

体に年齢制限はありません。「十代や二十代のときよりキレイになったみたい」。この体操を続けていけば、そんなふうに実感できるようになります。私たちの体は、今よりもっともっと素敵になれるパワーを秘めているのです。体を動かしながら、それを感じていきましょう。

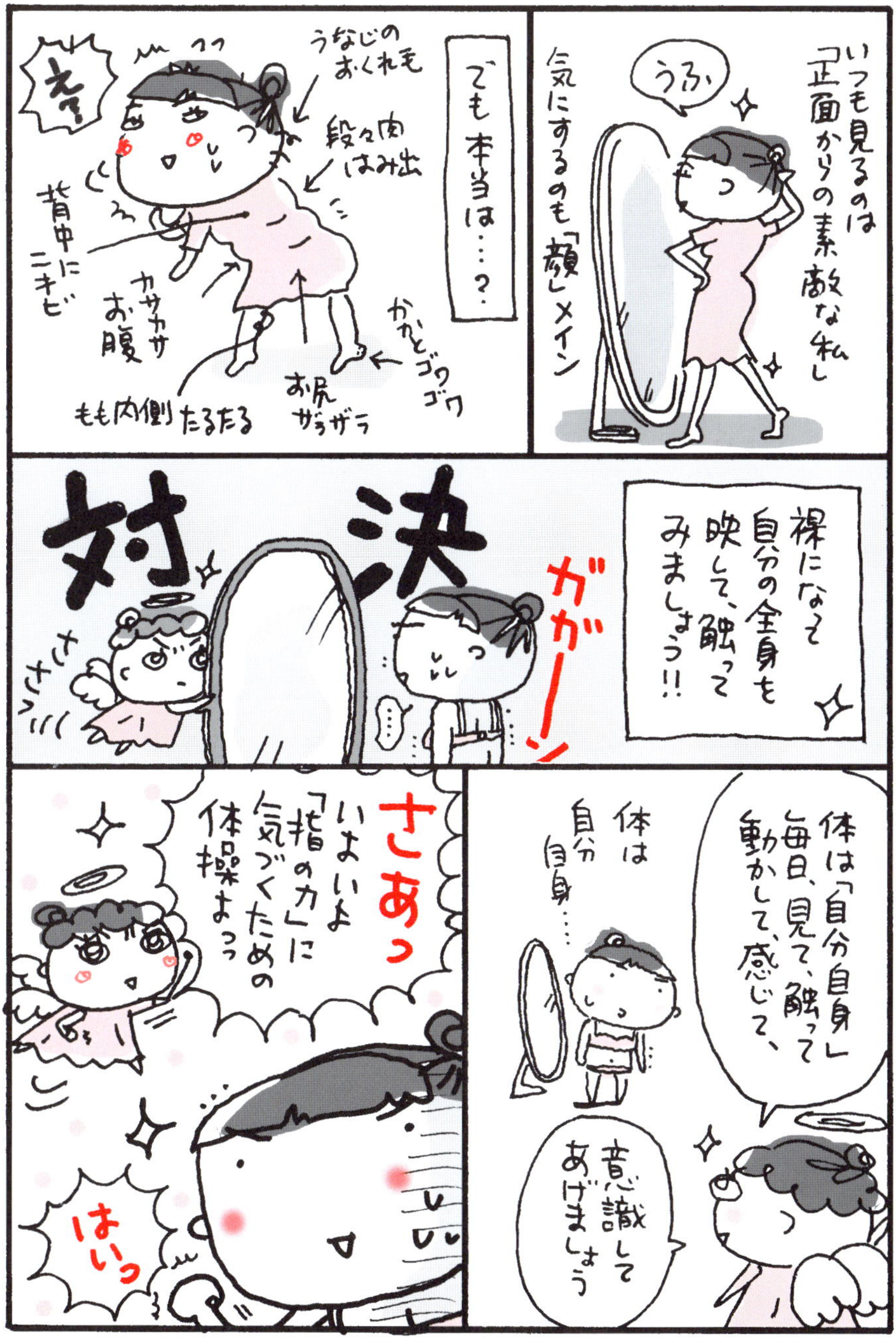
いつも見るのは「正面からの素敵な私」
うふ
気にするのも「顔」メイン
でも本当は…？
え？
うなじのおくれ毛
段々肉はみ出
背中にニキビ
カサカサお腹
かかとゴワゴワ
お尻ザラザラ
もも内側たるたる
裸になって自分の全身を映して、触ってみましょう!!
ガガーン
対決
さささっ
体は「自分自身」毎日、見て、触って動かして、感じて、
体は
自分
自身…
意識してあげましょう
さあっ
いよいよ「指の力」に気づくための体操よっっ
はいっ

「魔法の指」になるための7箇条

1 動かす部分を意識する

動かす部分に意識を向けてください。意識して体を動かすことで、脳と体がつながります。テレビを見ながらなど、何かしながら体操をすると意識をしっかり体へ向けることができなくなるので、せっかくやっても効果が少なくなります。鏡に体を映して、自分の目で動かしているところを確認しながら感じとると、より効果的です。

2 頑張らない

この体操は体を鍛《きた》えるのではなく、育てる体操。頑張る必要はないのです。自分の痛みや限界は、他人にはわかりません。自分の体に問いかけながら、できる範囲よりも、ほんの少しだけ前進するつもりで、力《りき》まないで動かしましょう。動かすうちに、自然に回数も増えていきます。

3 形にとらわれない

開脚がどれだけ開くか、体をどれだけねじれるかではなく、「どれだけ体を意識して感じとりながら動かせるか」が大切です。形が上手になるために動くのではなく、よくなるために動くのです。最初はぜんぜん動かせないとガッカリするかもしれません。でも大丈夫。体に気持ちをかければ、体は必ずあなたに応《こた》えてよくなってくれます。

4 回数にこだわらない

頑張って無理をしなくてもいいのですから、回数にもこだわる必要はありません。常に「体」と対話をしながら、できるところまで、自分のペースで行いましょう。ただし、甘やかすのとは違います。「もうダメ」と思ってから、あと二回行うのが、だいたいの目安です。

5 常に目を開いて、自分の姿勢や状態をしっかりチェック

動かす部分をよく見ることで、意識を集中させることができます。常に目を開いて、自分の姿勢や状態をしっかりチェックするようにしましょう。目を閉じてしまうと、きちんと動かしているような錯覚におちいるからです。

6 呼吸は自然に

使っていなかった筋肉を動かすときには、つい力んで呼吸を止めてしまいがちですが、呼吸は止めないこと。呼吸を止めると、筋肉の動きも止まってしまうからです。動きに集中していると、だんだん動きに合わせて自然な呼吸ができるようになります。

7 動きやすい服装で

この体操をするときは、常に体を意識しながら動かすことが基本になります。補正下着や体を締め付けるようなものを着用していては、体を意識することができません。動きやすい服装で行ってください。体のラインがよくわかる服装になると、自分の姿勢や体の状態をよりチェックしやすくなります。

ベーシック・メニュー

手を育てる

Lesson 1

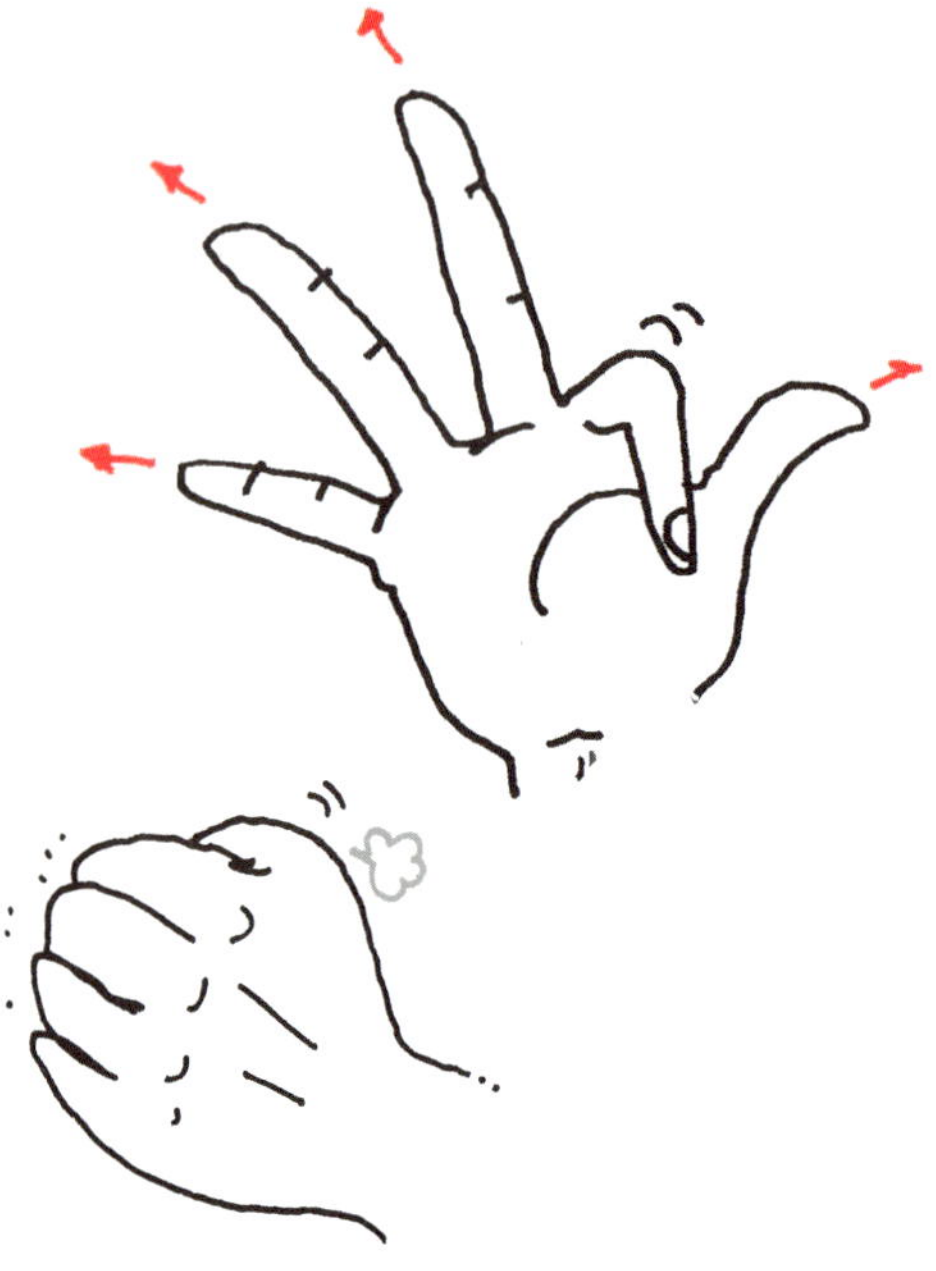

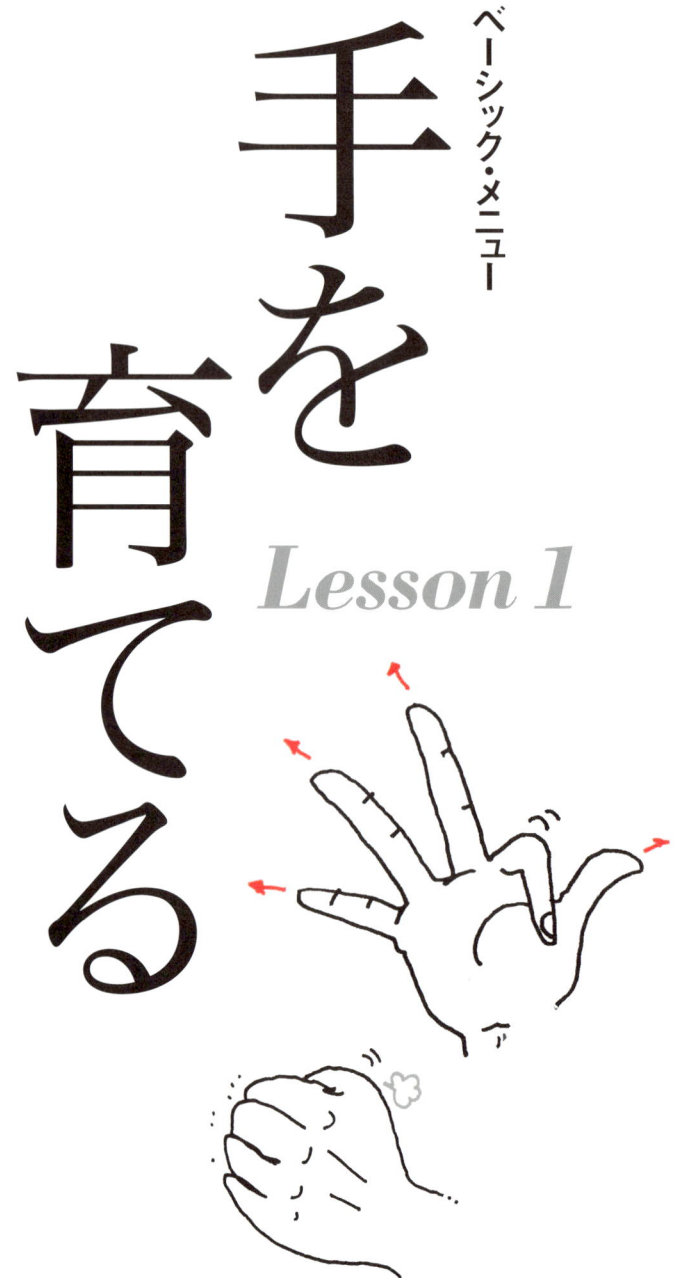

手は、あなたの命そのもの

最初に両手を開いて、自分の手をジーッと見てみてください。これが、毎日、毎日、休むことなく使っているあなたの手です。

手というのは本当に素晴らしい体の一部。それなのに、手があることが当たり前すぎて、普段の生活で、手や、一本一本の指を、しっかり意識して使ったことなどないでしょう？　今までは、手を、「手というパーツ」として見ていませんでしたか？　手はパーツではありませんよ。手は「あなたそのもの」です。

もっと手に、自分の体に意識を向けてみましょう。手の指の筋肉がどこへ、どうつながっているのかを知りましょう。体の仕組みを知ることで、あなたはもっと手の大切さを知ることができます。手はあなたの命そのものだということが、よくわかります。

レッスン1では、この私たちの大切な手を育てる体操をしてみましょう。手の指から、自分で自分を育てていきましょう。

ではまず、足裏全体をしっかり床につけて立ち上がってください。

足は肩幅くらいに開きます。その場で立てない人は、イスに座ったままでも大丈夫。ただし、背もたれに寄りかからないで、背筋をまっすぐにして座り、足裏全体はしっかり床につけてください。

まず、両手をじっくり見ながら、思いっきり力を入れて手の指を開いてください。手のひら

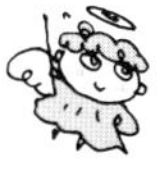

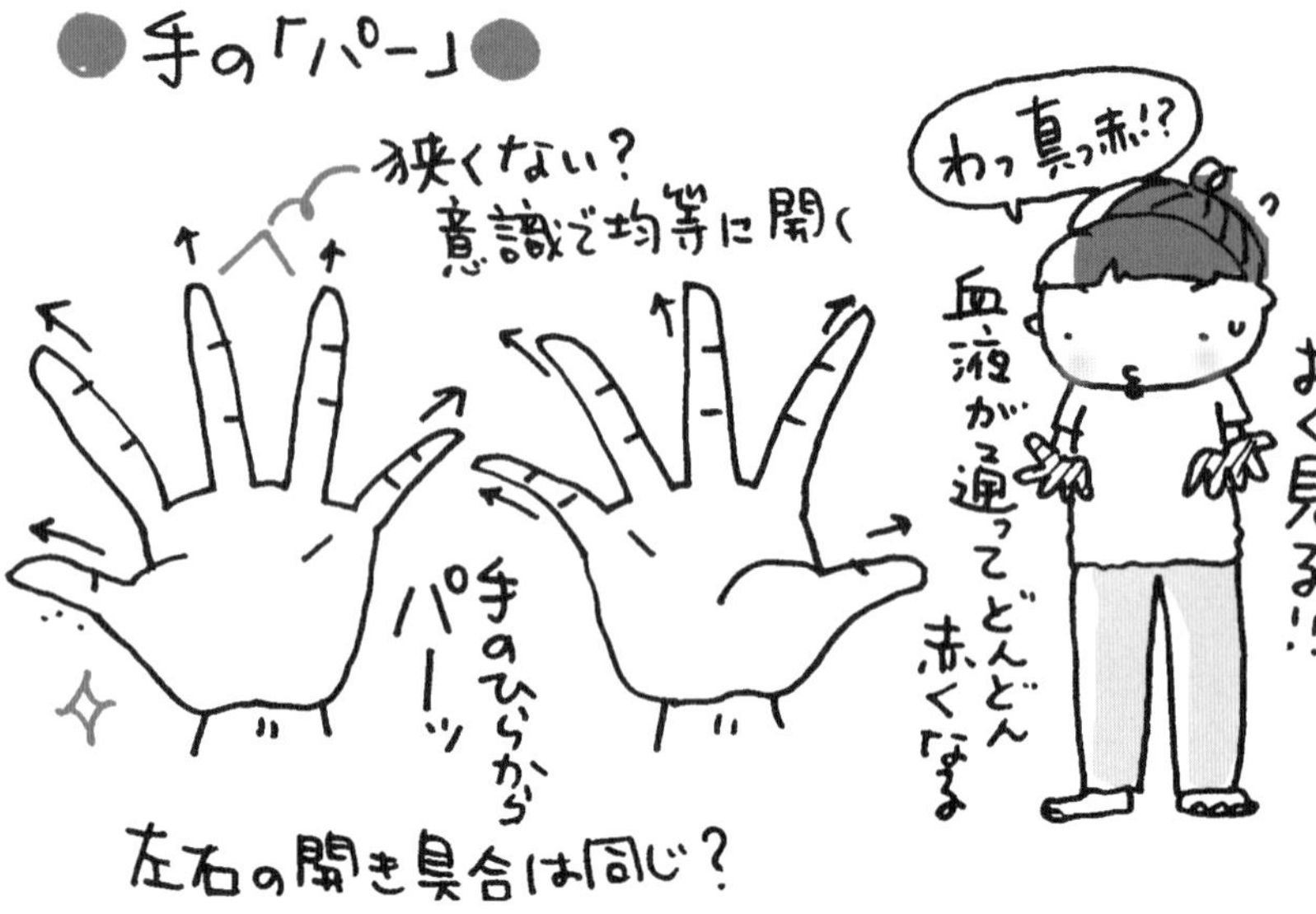

から開くつもりで、手のひらにも力を込めてください。

どの指の間も均等に開いていますか？　よく見てみると、どうしても開き足りない場所がありますね。たとえば、中指と薬指の間は、ほかの指と比べて開き足りなくはないですか？　開き足りないということは、そこに意識がいっていない証拠です。

今度は開かないところを意識して開いてみましょう。指をよく見ながら、力ではなく気持ちで開くようなイメージで。意識を集中して、「頑張って、開いて」と気持ちをかけることで、指がよみがえってきますよ。じっと見て。ほら、だんだん一本一本の指が均等に開いていきます。指と脳がつながってきたのです。

「指は第二の脳」といわれるように、指の一本一本の感覚が脳とつながっています。指を刺激することで、脳も活性化されていきますよ。

指を思いっきり開いて手を見てみると、赤くなっているところがありますね。そこは血液が流れてきた場所です。ちゃんと力が入った場所や意識ができた場所には、血液が通います。血液は体温。意識するだけで血液が流れ込み、体がポカポカあたたまってくるんです。そして血液が通うことで細胞が新しく生まれ変わって、力強く、しなやかな手になっていきます。

ただ「手の指を開く」という単純な動作でも、無意識に行うのと、意識して動かしてみるのとでは、こんなにも違うということを感じてください。

はい、ゆるめてください。

「気づき」が あなたの体を育てる

では次に、意識して両手を開いたまま指を一本ずつ動かしてみましょう。一本一本の指を動かす筋肉に力がつけば握力がついて、手首から腕の筋肉やひじの関節を動かす筋肉まで強くなり、骨密度も上がってきます。

改めて、37ページの図のように姿勢を正して立ちます。ひじはしっかり伸ばしてください。はい、ではもう一度、指を開いてみて。よく、意識しながら。とくに開きにくい薬指を意識してみましょう。開かなかったら、「薬指さん、もうちょっと開いて！」と、声をかけてあげてください。指はあなたの気持ちに応《こた》えてくれます。よくなろうと頑張ってくれます。

まずはじめに人差し指を折ります。目で見てよく感じながら、親指の付け根に人差し指の指先をグッと押し付けてみてください。届かなかったら、親指の付け根の方も、人差し指の方に寄せていっていいんです。届きましたか？

実は、ここでのポイントは折っていない、残りの指の方。人差し指以外の指は、「開こう、伸ばそう」と意識しつづけることが大切です。折った人差し指につられて、ほかの指も縮こまってきそうですが、意識して伸ばして。できてもできなくてもいいですから、思ってください。意識するだけでも、力がついてきますよ。

意識して伸ばすと、指が痛いでしょう。今まで指を使ってこなかった証拠です。あなたは、これまで体を置き去りにしてきましたが、「指が痛い！」ということで、たった今、それに気づくことができたのです。気づいたことで、もっと自分の体をよくしていくことができますよ。痛いことにガッカリせずに、その痛みに感謝しましょう。

はい、もとへ戻します。一回、「はあ～」と力を抜くと、すぐに手が縮《ちぢ》んで寄ってしまいますね。意識していないと、指ってすぐ縮こまってしまうのです。意識しているときと、意識していないときでは、こんなに違います。

さあ、今度は中指を、親指の付け根にピタッとつけます。難しいですから、親指をギュッと寄せていってもいいですよ。ほかの指は意識して伸ばすようにして。中指についていきたがりますが、伸ばして、そして開こうと思ってください。できるか、できないかじゃなくて、〝思う〟んです。しっかり指を見て、しっかり感じてください。

はい、中指をパッともとに戻して。また、意識して指を「パー」に開きます。休憩してはダ

指を一本ずつ折る

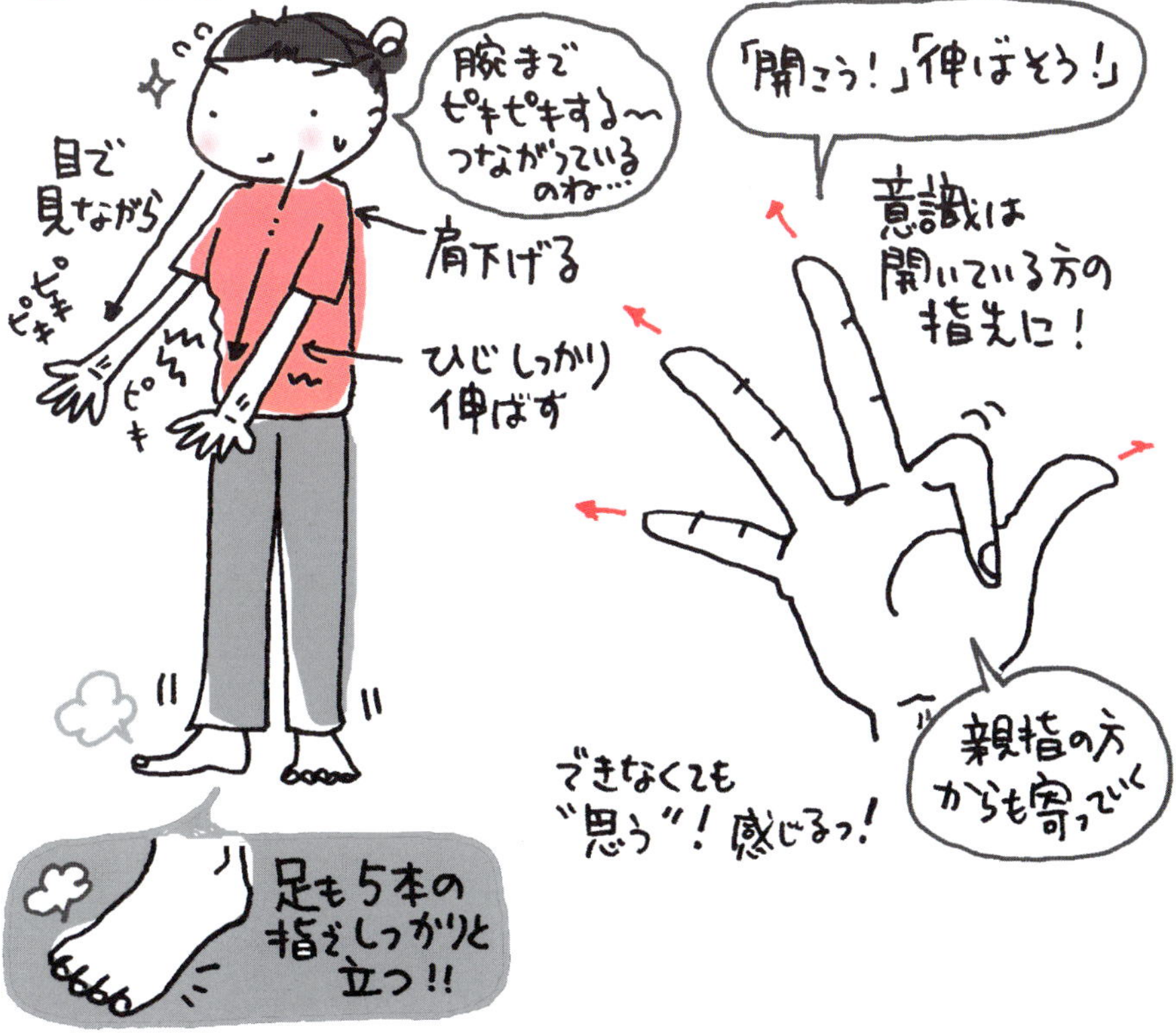
腕までピキピキする〜つながっているのね…
目で見ながら
ピキピキ
肩下げる
ひじしっかり伸ばす
ピキピキ
「開こう！」「伸ばそう！」
意識は開いている方の指先に！
親指の方からも寄っていく
できなくても"思う"！感じるっ！
足も5本の指でしっかりと立つ!!

手の「グー」

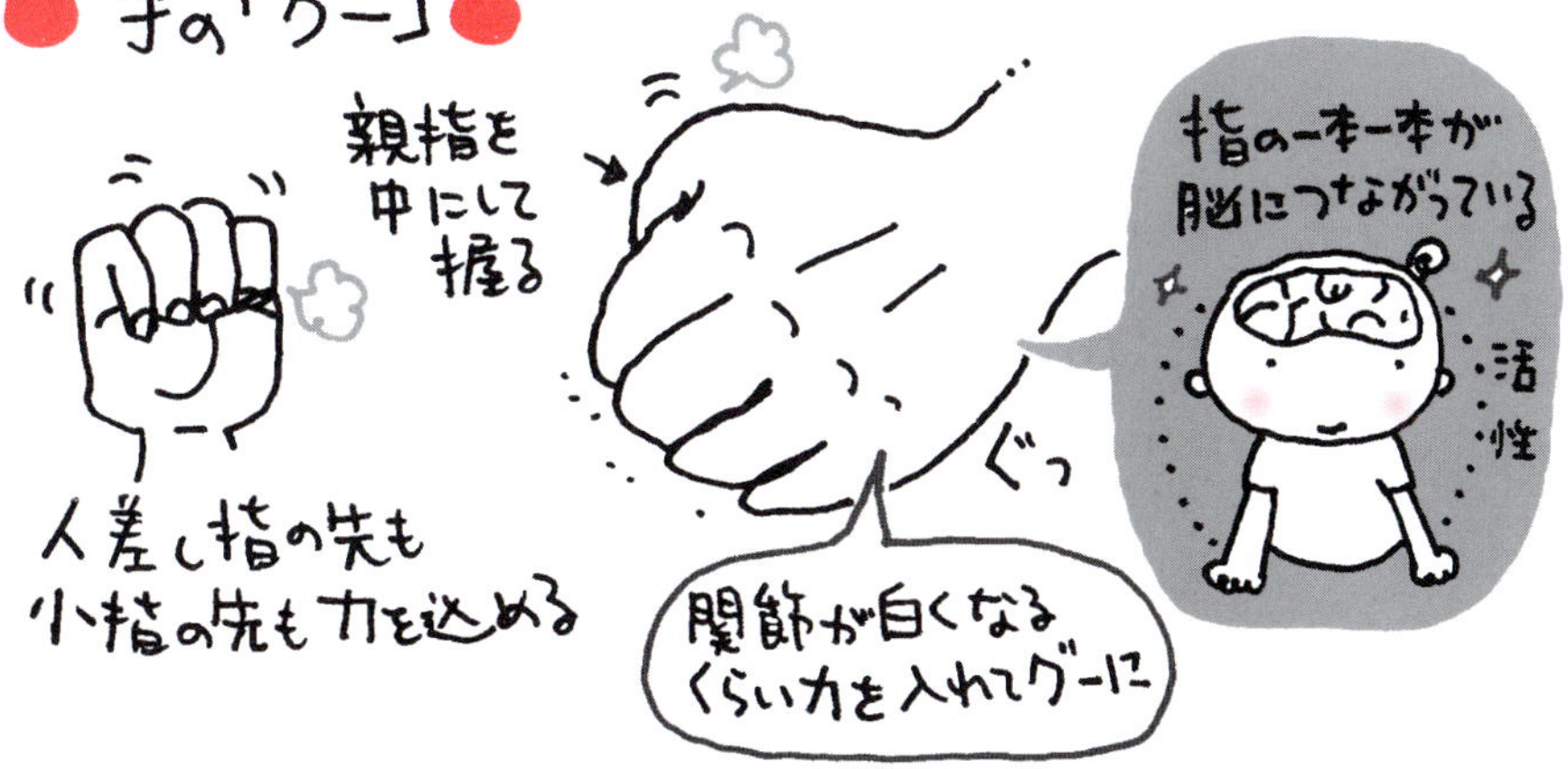
親指を中にして握る
人差し指の先も小指の先も力を込める
ぐっ
指の一本一本が脳につながっている
活性
関節が白くなるくらい力を入れてグーに

メ。指が縮こまらないように、意識しつづけます。今度は薬指を、親指の付け根にグッと押し付けて。親指もグッと寄っていって。どの指も薬指と一緒に親指に寄っていきたくなりますね。でも、「頑張って！」と声をかけてあげながら、薬指をつけたまま、できてもできなくても、伸ばしてみます。はい、戻して開きます。今度は小指をグーッと持ってきて、親指の付け根に押し付けます。ほとんどの指が寄ってきてしまいますが、それでも小指以外は伸ばそうと思います。形じゃなくて、意識すること、〝使おう〟と思うこと、それが大事です。

はい、「パー」に戻してください。

指の力で二の腕も背中も引き締まる

今度は手の甲《こう》をじっくり見てみましょう。手の甲を見ると、スジが見えるでしょう。この一本一本が、実は指の筋肉なんです。その一本一本のスジは手首に集まっています。その集まりを包帯で巻くように、手首の靭帯《じんたい》がひとつに束《たば》ねています。靭帯がしっかりひとつにまとめていてくれるので、物をしっかりつかんだり、文字を書いたり、ぞうきんを絞ったりという、力を込めた動きや、きめ細やかな動きをすることができるのです。

では手首から先はどうなっているでしょう？　太い一本の腕の筋肉になると思っている人もいるでしょう。でもそれは間違い。五本の指一本一本の筋肉が腕の筋肉になり、しかもそれがずーっと胴体までつながっているんです。手の甲の一本一本の筋肉は、ずーっと背中側にまでつながって、背中側の肋骨《ろっこつ》を支える筋肉に、手のひらの一本一本の筋肉は、ずーっと胸側にまでつながって、鎖骨や肋骨を支える胸の筋肉になります。

肋骨が何かで支えられているなんて、考えもしなかったでしょう？　しかもそれが手の指だなんて。

肋骨の役目は、肺を守り、動かして私たちに呼吸をさせること。でも肋骨は一人では動けません。骨を動かしているのは、筋肉です。つまり、私たちは指の力で呼吸をしているということになります。

そうです。もうおわかりですね。この手を育てる体操は、単に手だけの体操ではないのです。体はパーツ、パーツが組み合わさってできているわけではないのです。体はまるごとでひとつ。この指の筋肉が腕へ伸び、肋骨へいき呼吸をつかさどり、そしてそのずっと先、腰までつづいていきます。

これからレッスンを重ねて、だんだん筋肉が育ってくると、どの指がどこにつながっているかということが、わかるようになります。例えば薬指を動かすと、「あっ、肋骨のここの筋肉が動いた」というように。もちろん、今はわかりません。でも意識して動かすか、無意識で動かすかでは、筋肉や脳への働きかけがまったく違います。体は意識することで育っていくのです。

「手の指」は全身につながる筋肉の起点。手を育てるだけで、全身を生き生きとよみがえらせることができます。それだけでなく、思ってもいなかった部分をシェイプアップすることだっ

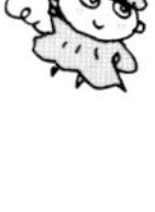

てできます。二の腕のたるみ、ぜい肉のついてしまった背中やお腹を引き締めることもできるのです。

たとえ体操する時間がなくても、日常生活で体に意識を向けることはできるでしょう？　無意識のときに、はっと気づいて手に意識を向けてみる。そんなことを繰り返してください。一日何回、無意識の自分に気づくことができるか。そして、一日何回、体へ意識を向けられるか。それを少しずつ積み重ねていきましょう。

意識がつながれば、体があなたのものに

では最後に、両手で「グー」をしてみましょう。

親指の先を小指の付け根にピタッとつけて、手のひらを下に向けて、親指を中に入れて、しっかり握ります。関節が白くなるくらい、思いきり力を入れてください。力の入っていない指はありませんか？　人差し指の先にグッと力を入れて、それから中指、薬指、小指と、すべての指先に力を入れてみます。一本一本の指は別々の脳につながっていますから、一本一本、意識して握り直して確認していきます。

しっかり握れたら、また意識して「パー」にします。こうして、「グー」「パー」を何度か繰り返してみます。「グゥゥー……」「パァァァー……」といった感じで、じ～っくり、ゆ～っくり、体にしみこませるように行ってください。ほら、最初の「グー」「パー」より、はっき

り力が入ってきましたね？　指が均等に開くようになってきていますね？　一回目の「グー」「パー」との感覚の違いを感じてみましょう。

　意識して動かしていくと、体が脳とつながって、はっきりと〝自分の手だ〟と感じとれるようになったでしょう。気持ちも体もすっきりしたはずです。

　毎日、何となく体がだるい、おもしろいことがない、自分の思うように何事も進まない、とモヤモヤした気持ちを抱えている人も多いでしょう。そんなときは、電車に乗っている間や仕事中など、気がついたら、指一本一本に意識を向けて開いたり、握ったりしてみてください。脳が活性化してきて、頭がクリアになってきます。

　手を育てることは、幸せを呼び込む第一歩です。美しい体が育てば、そのとき心も一緒に前向きになります。そして、毎日の生活も今よりずっと楽しめるようになりますよ。意識して体を動かすということは、場所も道具もいりません。さあ、まずは「意識ができる手」に、自分自身で育てていくことから始めてみましょう。

ベーシック・メニュー

足を育てる

Lesson 2

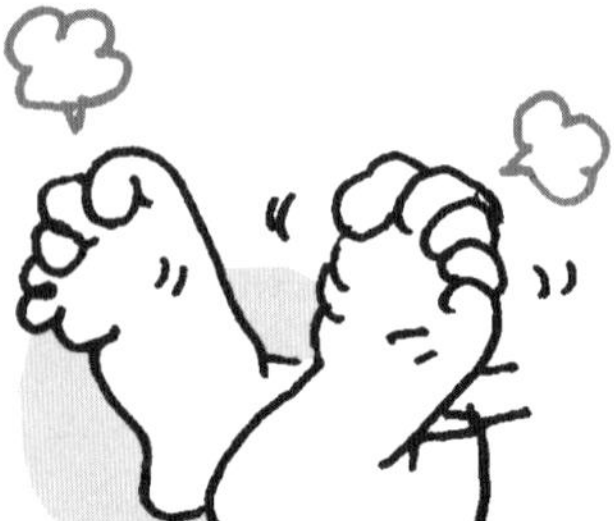

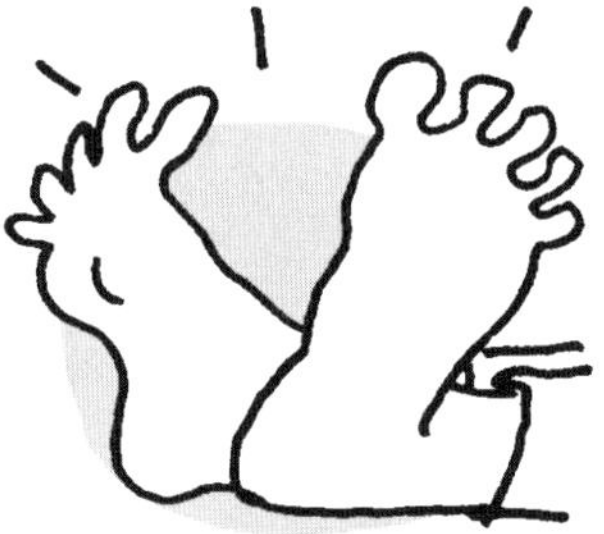

足に力がつくと、足の重さが変化する!?

レッスン1では、「手」を育てる体操でしたが、次は「足」を育てる体操です。

体操を始める前に、脚を少し動かしてみましょう。ひざを伸ばして、床に座ってください。

では、床に座ったままで、ほんの一ミリでもいいですから、ひざを伸ばしたまま右脚を上げてみてください。どうですか？　けっこう脚って重いでしょう？　はい、下ろして。次に左脚も同じように上げてみてください。そして「こういう筋肉で自分は毎日生活しているんだな」ということを感じとってください。

しっかり、ひざを伸ばして脚を上げると、太腿から足の先までの筋肉がピーンと突っ張るのがわかりますか？　ピリピリ感じませんか？　そう、これが、筋肉がつながっているという感覚なんです。その筋肉のつながりをよく感じてください。これだけの筋肉がつながって脚というものがあるんです。この筋肉で私たちはこれからもずっと生きていくんですから、しっかり動かして、脚をよみがえらせましょう。今、脚を上げたときの重さをよく覚えておいてくださいね。これから「足」を育てていくと、この重みが変わってくるかもしれませんよ。

「足の指」は体全体の起点となる場所

では、座ったままの姿勢で、自分の足の裏を見てみましょう。片脚のひざを曲げて、逆側のももの上に足をのせます。その体勢で足の裏や、指の一本一本を、よーーく見てください。足の裏なんて、マジマジと見たことなどないでしょう？　たったこれだけの面積で、私たちは体重を支え、立ったり、歩いたりしているんです。本当にすごいと思いませんか？

　さて、よく見ると、足の裏がカサカサしていませんか？　カサカサと皮膚が乾燥しているのは、足の存在をすっかり忘れていたから。毎日、毎日、足の裏を見て触ってください。乾燥していたら、ちょっとクリームをぬったりして、足をかわいがってください。毎日、よーく触っていれば、血行がよくなって、だんだんクリームなんかなくても、ツヤツヤしてきますよ。

　タコや魚の目ができていたり、外反母趾《がいはんぼし》になっていたりする人も多いですね。タコや魚の目は、弱った指の下にできます。試しに、タコや魚の目のできている指にふれてみてください。触っているのか、いないのか、感覚がはっきりしないでしょう？　足の指で地面をしっかり踏みしめて歩くことができないと、別の場所に体重がかかるので、タコや魚の目ができたり、外反母趾になったりします。靴だけが原因ではないのです。

　それだけではありません。足の指が弱ってくると、しっかり立つこともできなくなります。きちんと立てないと姿勢が悪くなり、体が歪《ゆが》んで、必要でないところに筋肉や脂肪がついたり、腰痛や肩こりなどの不調が出てきます。どうですか、思い当たる人もいるでしょう？　太ったからといってダイエットをしたり、肩こりがひどいからといってマッサージに通ったりしても、根本的な解決にはなりません。

　では、なにをすればよいのでしょう？　簡単です。「足の指」を育てることから始めればい

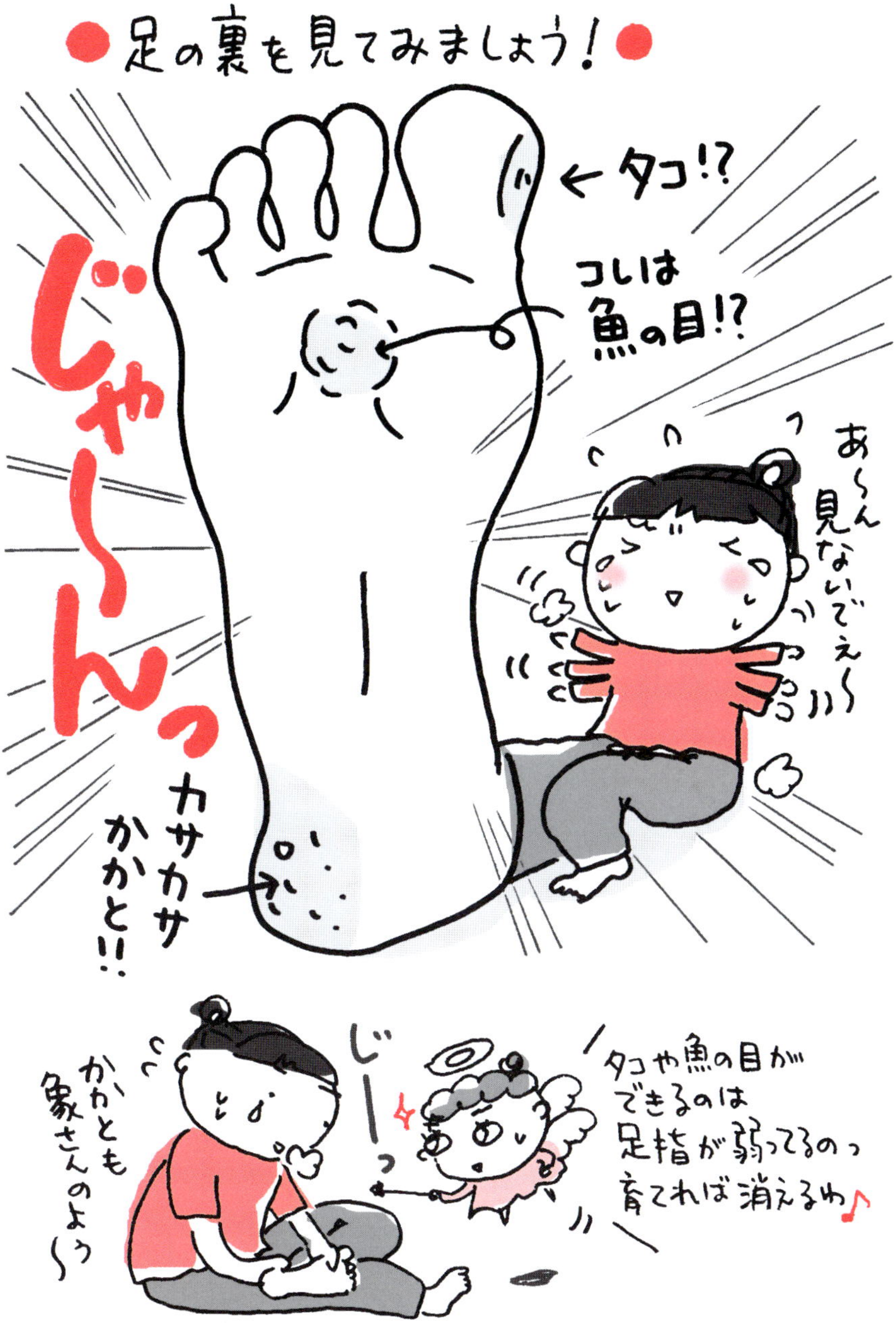
足の裏を見てみましょう!
←タコ!?
コレは魚の目!?
じゃ〜〜んっ
あ〜ん見ないでぇ〜
カサカサかかと!!
かかとも象さんのよう〜
じーっ
タコや魚の目ができるのは足指が弱ってるのっ育てれば消えるわ♪

いのです。足の指に力がつけば重心が真ん中にきて、しっかり立てるようになります。ももやお尻の筋肉も育って、脚はすっきりと引き締まり、お尻はキュッと上がってきます。姿勢もよくなって、腰痛や肩こりも解消されます。「足の指」を育てるだけで、全身の歪みが矯正され、無駄な部分がなくなり、必要な部分が発達してきます。自然に美しいボディラインが作られていくのです。

なぜ、「足の指」なのでしょう。「足の指」は脚へとつながる筋肉の起点であるだけでなく、全身の筋肉へつながっていく起点だからです。レッスン1の「手の指」と同じです。私たちの筋肉は「足の指」と「手の指」をそれぞれ起点として伸び、ひとつにつながっているのです。足の指の筋肉は、足首、ふくらはぎ、ひざ、もも、尻、腰、腹へとつながっています。ですから、「足の指」を育てれば、全身が刺激され、体が本来のしなやかさをとりもどしてくれるのです。

足の指を刺激することで脳が目覚める

さあ、すべて足の指から始まっていくのだということを強く意識しながら、指の一本一本をしっかり見て、触ってください。意識が筋肉を目覚めさせます。

一本一本を前後左右に思いきり開いたり、回したり、ぎゅっと引っぱって、少し痛いくらいに力を入れて、刺激を与えましょう。指と指の間や側面も忘れずに、しっかり触って刺激して。

指だけでなく、かかとや足裏も忘れずに。かかとは鈍感ですから、爪を立てるくらいの気持ちでしっかり刺激しましょう。

足の指は手の指と同じように、一本一本が脳にある運動野《や》とよばれる領域につながっています。ですから、足の指を触るのは脳を触っているのと同じ。足に刺激を与えれば、脳も活性化してきます。運動する時間がないときは、こうして足を触って刺激を与えるだけでもいいんです。とくに寝起きに触ると、脳と足の意識がつながっていくのがよくわかります。

ほら、触っていくうちに、ボンヤリしていた感覚が少しはっきりしてきましたね。「これが親指だ」「これが人差し指だ」と、意識がつながってきたでしょう。足の輪郭も、触る前より、すっきりとキレイになったような気がしませんか?

逆側の足も同様に、よく見て、しっかり触りましょう。

意識を自分に向けると、体がどんどん変わっていく

足の指の感覚がしっかりしてきたら、改めて両脚を伸ばして座ってください。そして49ページのイラストのように、両方の爪先をゆっくりと上向きに立てるようにしながら、足首をL字に折ってみます。思いどおりに動かせますか?

私たちには足首という部位の脳があるんです。ですから、力を入れて足首を折るのではなく、脳を使って自分の足首が少しでも使えるように、折れるように、と思ってください。

できるだけひざは伸ばして、ひざの裏側を床につけようと思います。ひざ裏に意識がいくように、ひざの下に手を入れて触りましょう。上半身の姿勢にも気をつかって。おへそを引いて、肩をちょっと下げて、背中と腰を伸ばしましょう。どうですか？　この姿勢だけでも、けっこうキツイでしょう。この姿勢がとりづらいという人は後ろに手をついてもかまいませんし、それでも無理な場合は、壁などに寄りかかって座ってもいいですよ。

この姿勢で足首をしっかりL字に折ろうとすると、お腹にも響いてくるのを感じるでしょう。足の指から伸びている筋肉が、足首、脚、腰、そしてお腹へとつながっているからです。

はい、足首を戻します。はい、もう一度、足首をしっかりとL字に折って。立つときは、この折れた状態で体重がかかります。足首がきちんと折れていないと、その分、ひざや腰に余計な負担がかかってしまいます。ですからしっかり折り曲げられるようにしていなければいけません。

足首を折りにくかったり、足首の感覚がはっきりしなかったら、しっかり見て触って、「ここが足首だよ」と感じてください。こうやって意識して使ってみると、だんだん感じとれるようになっていきます。ちょっと自分に意識を向けるだけで、どんどん体がよくなっていくのです。

意識して動くことで、本来の自分と出会える

では、足首をしっかりL字に折ったまま、足で「グー」「パー」をしてみましょう。まずは、

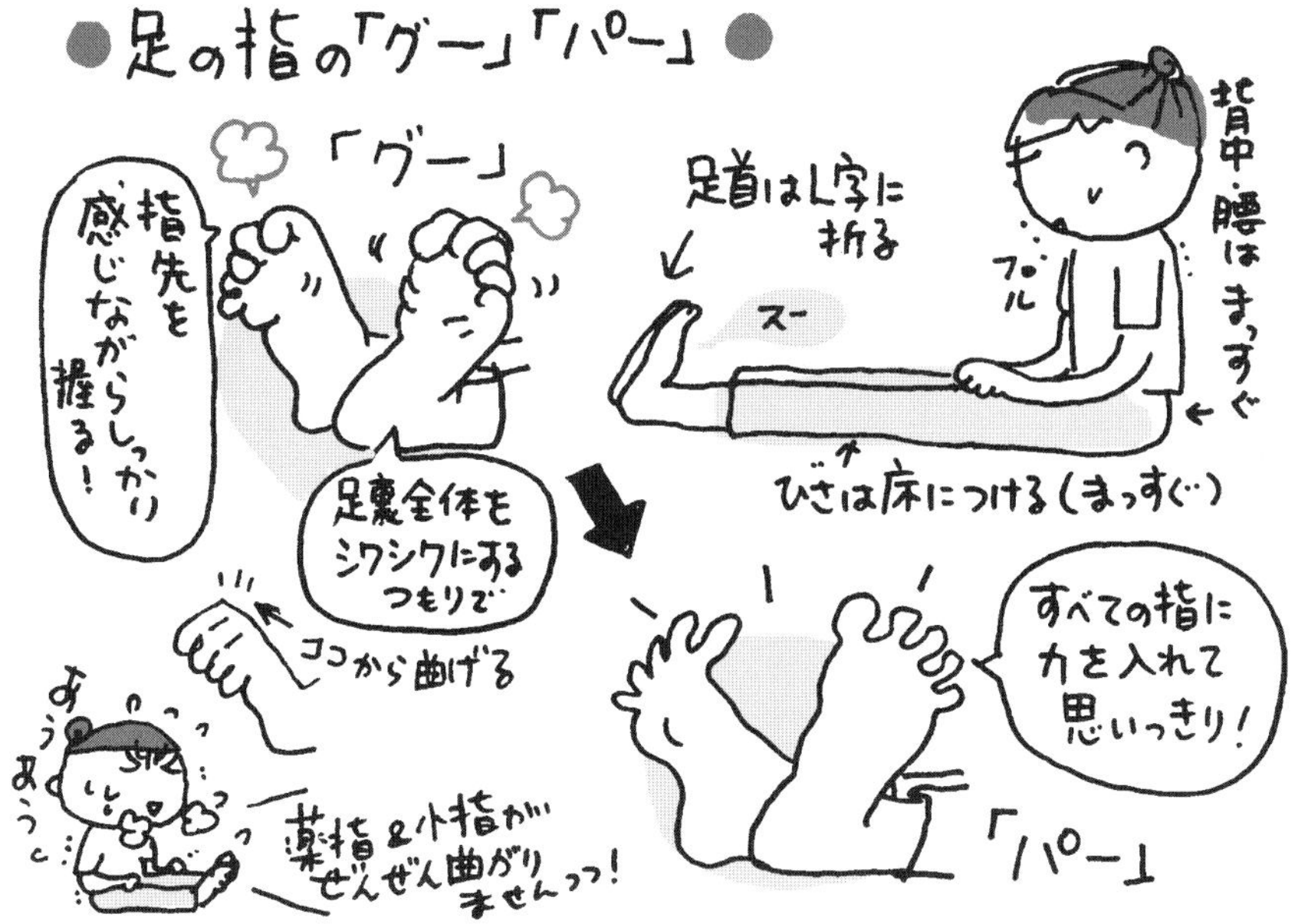
足の指の「グー」「パー」
「グー」
指先を感じながらしっかり握る！
足裏全体をシワシワにするつもりで
ココから曲げる
足首はL字に折る
背中・腰はまっすぐ
スー
ひざは床につける（まっすぐ）
すべての指に力を入れて思いっきり！
「パー」
薬指＆小指がぜんぜん曲がりませんっっ！

しっかり両足の指を握って「グー」を作ってください。

この指一本一本が、全部別々の脳につながっているんです。ですから力ではなく、気持ちで、意識で握ってみてください。わかりますか？

この足の指で、立ったり、地面をけって足を一歩一歩前に出したり、バランスをとったりしているんです。この世にこれしかない、私の大切な足です。「いつもありがとう」と、感謝しながら握ってみてください。足もそれに応えてくれます。

今度は「パー」に開いてみます。

足の指がパッと開きますか？　思うように開かないでしょう。これが赤ちゃんだと、足の指がパッと開いているんです。それがだんだん成長するにつれて使わなくなって、脳とつながらなくなってしまう。人差し指なんて、どこにあるのかわかりにくい人もいるでしょう。

「グー」「パー」がうまくできなかったら、足の指をもう一度、手で触ってみてください。触ると脳が目覚めてきます。感じるためには、見ること、触ることがとても大切です。「人差し指はここかな」「中指はここかな」「薬指はここかな」と、一本一本を目で見て確認しながら触る。すると、少しずつ動き始めます。

いつも使っていない筋肉を動かすので、なかには足の指がつってしまう人もいると思います。つったときはあわてないで足の指を手でつかんで、上下に、あるいは横に開いたりしてよく動かすと、直りますよ。

足の「グー」「パー」は、じっくりと二回繰り返してください。それでは、もう一回。

足首をL字に折って、足指をグーッと握って。しっかり力を入れた状態をなるべく長く維持して握り続けて。足に気を取られて、背中が曲がってきていませんか？　上半身にも意識を向けて、お腹を引き、肩甲骨を下げて、姿勢を正してくださいね。

足の指を力いっぱいグーッと握ると、ももや、股関節、お尻やお腹にまで、ピリピリ響いてくる感じがしませんか？　この指の筋肉が、足首に全部集まって、脚の筋肉になり、そしてその先までつながっているからです。それが感じられますね。この指を育てれば、全身が生まれ変わりますよ。

次に、これ以上できないくらい力一杯に足指を「パー」にして。よく目で見て。できるだけ長く。動かない指に意識をもっていって開いて！

はい、ゆるめてください。

さあ、それでは一番最初に戻ります。最初のように、右脚を床からちょっと持ち上げてみてください。

ほら！　さっきより脚が軽くなっていませんか？

足の指の筋肉が目覚めて脳とつながり、血行もよくなり、生き返ったからです。右脚を下ろして、今度は左脚を上げてみて。最初のときと、脚の重さがだいぶ違うはず。不思議でしょう！　重かったのは、足と脳の意識がつながっていなかったからです。

指を育てることで、脚が育ち、脚本来の力がよみがえってきたんです。脚は指でできているのがよくわかりますね。

ほとんどの方が、毎日、足の指を意識しないで過ごしているでしょう。でも、立ったり歩いたり、生涯ずっとこの指を使うわけですから、足指の筋肉を無意識に使っていてはいけません。毎日、毎日、もっと足に気持ちを込めて、手をかけてくださいね。

最初は動かなくても、自分なりで大丈夫。少しずつ育てていけば、少しずつ意識のつながりを感じることができるようになってきます。意識がつながっていけば、どんどん体が変わってきます。まっすぐでしなやかな脚や、キュッと引き締まった足首を作るのに、無理なダイエットは必要ないのです。

「意識して動く」ということは、今まで見失っていた本来の自分を取り戻すということ。それは、なんて素晴らしく、楽しいことでしょう。その喜びが、あなたの体を美しく育てていってくれるのです。

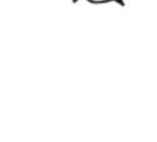

足と手の握手が脳を目覚めさせる

足がしっかり目覚めてきたら、足の指と手の指で握手をしてみましょう。

もう一度、左足を右側の脚のももにのせてください。そして左足の指に右手の指をしっかりと深く、奥まで入れて握手をします。最初に、右の手の小指を、左足の小指と薬指の間に入れてください。それから右手の薬指を今度は左足の中指と薬指の間に……というように、順々に入れていきます。

足の指が広がらなくて入りにくいかもしれません。指を入れるのが痛い人もいるでしょう。痛いのは指を使っていなかったから。使わないとだんだん弱ってきて、体が「痛い」という信号を出してくれるんです。指が弱っているということは、体全体が弱っているしるしですよ。「痛み」の信号を出してくれていることに気づいて、しっかり指を使いましょう。

指が入りにくい人は、右手の指が深く入るように、左手でギュッギュッと引っぱりましょう。最初は入りにくいかもしれませんが、毎日積み重ねていくと、指に力がつき、意識がつながり、だんだん奥までスッと気持ちよく入るようになっていきますから、安心して。

しっかり奥まで深く入りましたか？　ちょっと違和感があるでしょう？　「足の指と握手なんて、汚い！」なんて思う人もいるかもしれませんが、それは大間違い！　あなたの体に汚いところなんて、ひとつもありません。体のどの部分も、あなたの「命」として働いてくれているのですから。

足と手の指で握手

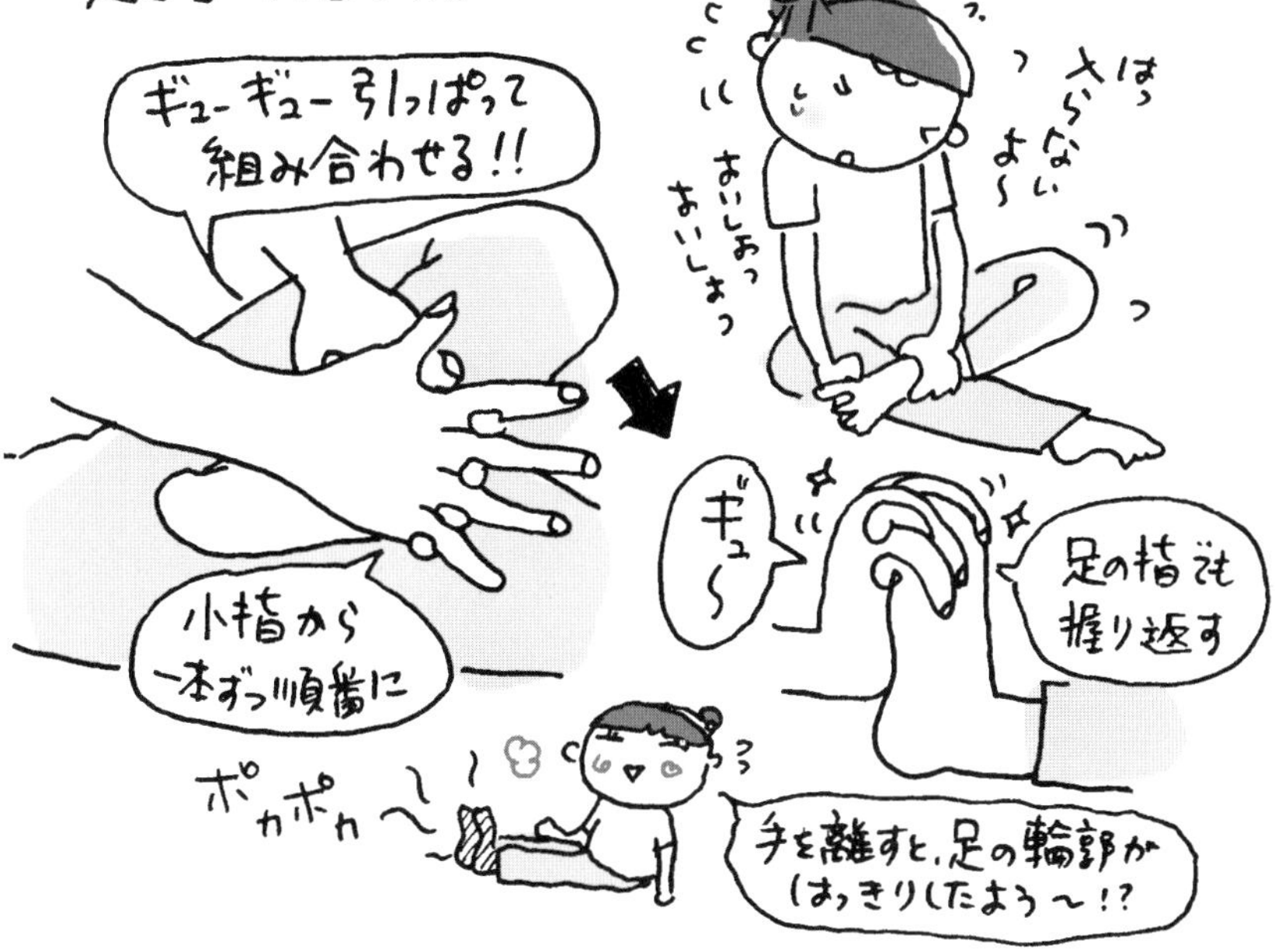
ギューギュー引っぱって組み合わせる!!
はっ 入らないよ〜
おいしょっ おいしょっ
小指から一本ずつ順番に
ギュ〜
足の指でも握り返す
ポカポカ〜
手を離すと、足の輪郭がはっきりしたよう〜!?

握手で足首回し

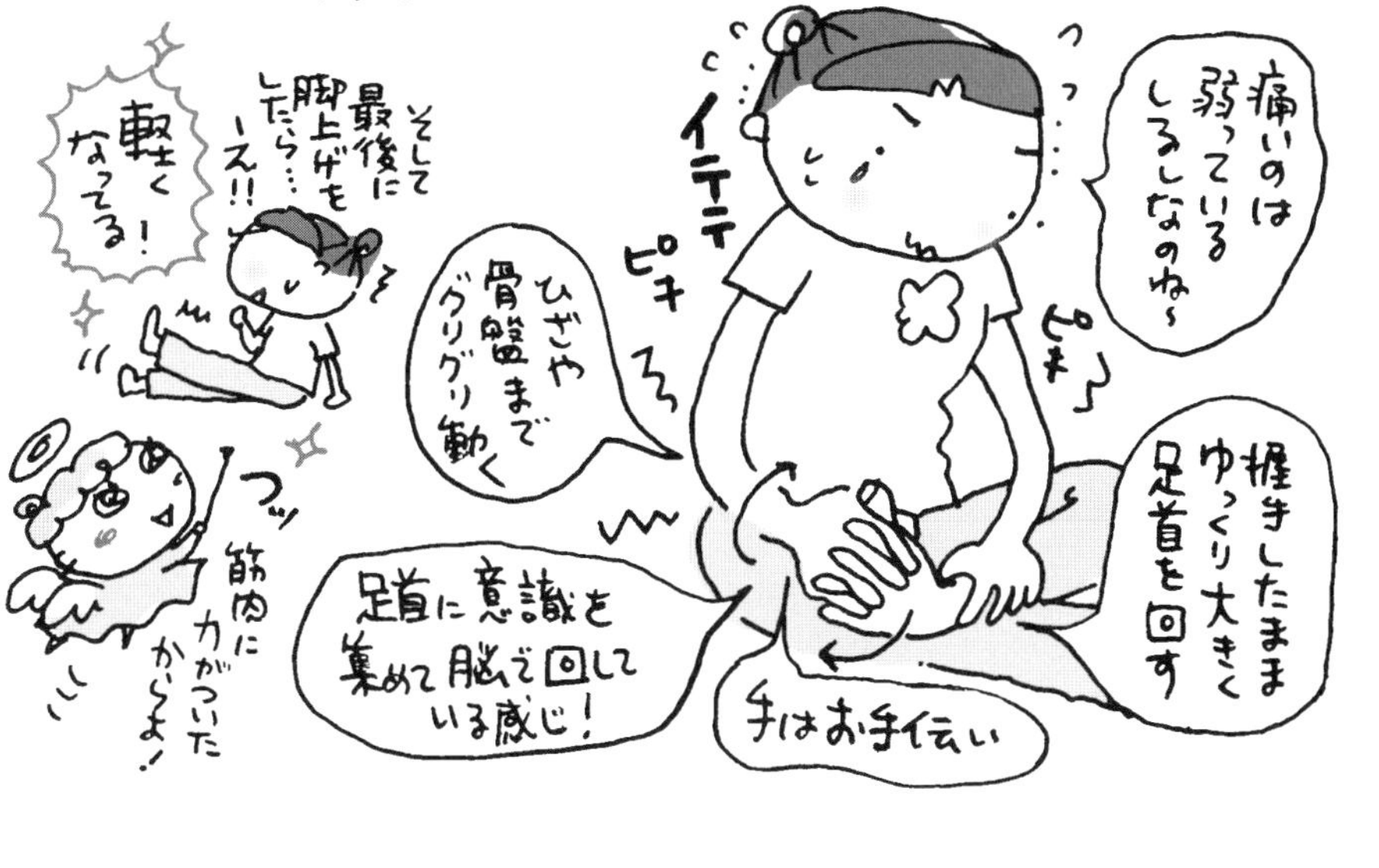

痛いのは弱っているしるしなのね〜
イテテ
ピキ
ピキ
ひざや骨盤までグリグリ動く
握手したまま ゆっくり大きく 足首を回す
手はお手伝い
足首に意識を集めて脳で回している感じ!
そして最後に脚上げをしたら…スーッ!!軽くなってる!
フッ 筋肉に力がついたからよ!

だから、愛情をかけて毎日、触って、感じて、育てていきましょう。血液がちゃんと通うようになってくると、いつもツヤツヤした足が当たり前になってきますよ。

さあ、握手したまま手の指で足をギュッと握ってみてください。そして足の方で「あ、自分を握ってくれている」と、感じます。そうしたら、足の指で手を「ありがとう」と、握り返しましょう。

足の指は、なかなか力が入らないでしょう？　それは指が脳とつながっていないから。しっかり意識するために、空いている左手で左足の指を触ってください。触ってみると力の入っていない指がわかりますね。触っていくうちにだんだん脳とつながっていきますよ。触ってみて遊んでいる指があったら、その指にしっかり意識を向けて！

さあ、手と足の両方で指に力を入れて握手してみましょう。どうですか？　触った足の指に力が少し入ってきたでしょう。手の指も足の指も、脳に直結している部分。両方を握り合うことで、さらに脳が活性化していきます。

足首を育てると、下半身がすっきりスリムに

では最後に、握手をした手と足の指をいったんゆるめて、足首を回していきます。手はあくまでお手伝い。より大きく回せるように補助しましょう。

意識は足首に持っていきます。手で引っぱって回すのではなく、脳で意識しながら、足首自

身でゆっくり回します。どの角度も最大になるように、ギリギリまで大きく、大〜きく回します。グルグルと回数を多く回すのではなく、できるだけじっくりと時間をかけてください。

ゴリゴリとひっかかって回りづらいところや、ピキピキと響いて痛いところもあるでしょう。そういうところは、弱っているところ。動いてみないと、弱っているところって、わからないものです。ですから意識を動かしているところに向けて、感じることがとても大切。どこが弱っているのか感じとりながら回してください。

足首が弱っていると、立ったときしっかりふんばることができません。何もないところでよくつまずいたりするのは、足首が弱っているから。弱っている部分は、さらにゆっくりとていねいに回します。回す回数は多ければ多いほどよいですが、回数よりも、どれだけ意識して回せているかが大事。意識しないで多く回すよりは、回数が少なくてもしっかり意識して回す方が効果的です。

同様に反対回しもしてください。内回しと外回しでは使う筋肉が違います。内回しは脚の外側の筋肉、外回しは脚の内側の筋肉です。必ず両方行うようにしましょう。

脳で意識しながら回すのって難しいですね。足首って、普段の生活ではあまり意識しない部分なので、ぼんやりしているんです。この動きで、足首に意識がつながっていけば、ひざ、股《こ》関節《かんせつ》、腰など下半身の筋肉が育ち、無駄な脂肪がなくなります。足首も、キュッとしまってきますよ。

左足が終わったら、同様に右足も「握手」から「足首回し」を行いましょう。

ベーシック・メニュー

脚を育てる

Lesson 3

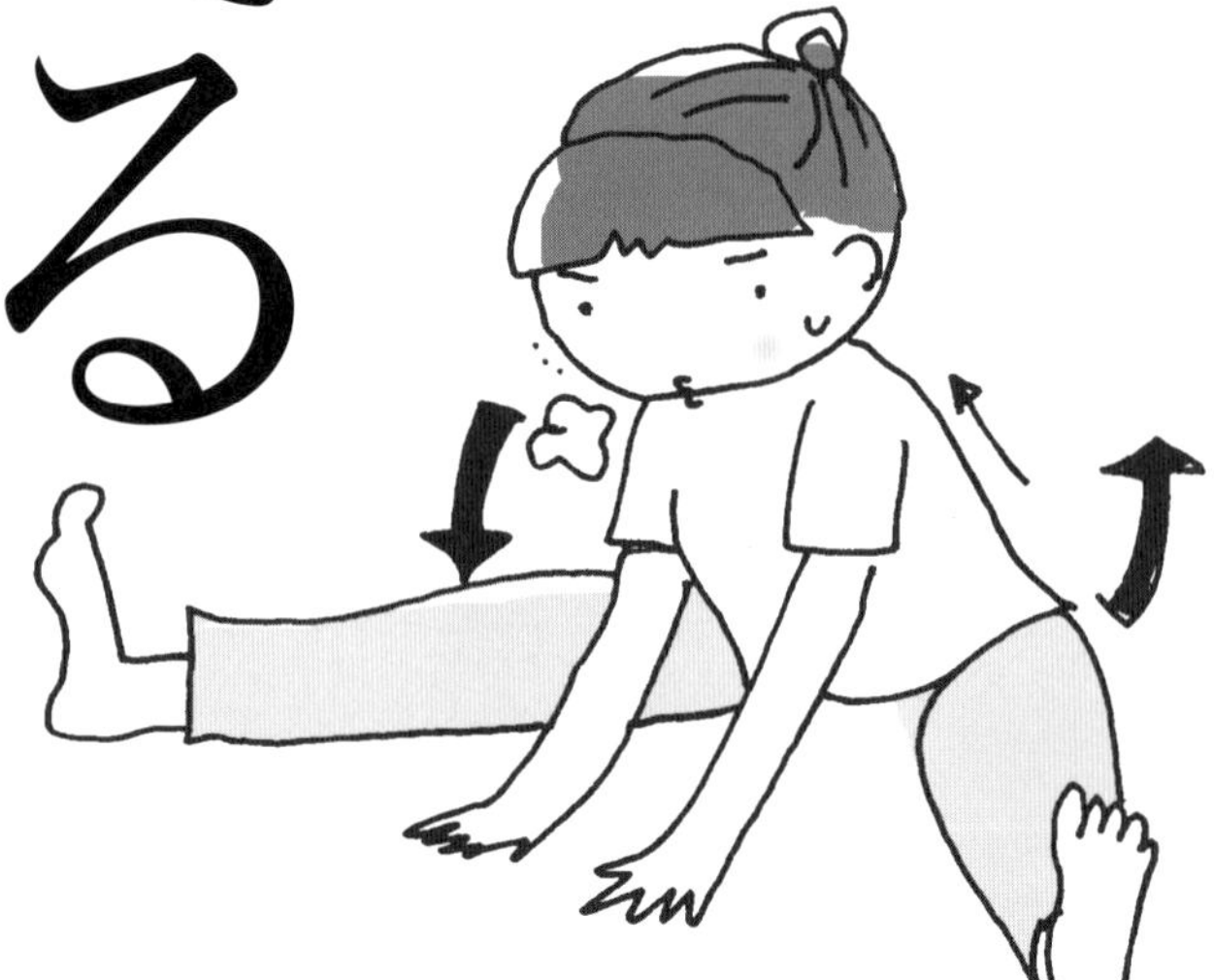

脚が太いのは、誰のせいでもなく、あなたがまねいた結果

レッスン1と2で、体の起点となる「手」と「足」を育ててきました。レッスン3で育てるのは、足から続く「脚」。

「脚」は、あなたの重い頭、腕、胴体全部を持ち上げて支《ささ》えて、さらに歩いたり、走ったり、座ったりと、自由に体を動かせるように働いています。だから絶対に筋肉を弱らせてはいけない重要な部分。欠かせない大切なものです。

しかし、女性にとっては、脚の働きよりも、外見の美しさが気になるかもしれませんね。なかには、「脚が太くて恥ずかしい」「O脚のせいで脚を出せない」と思っている人もいるでしょう。

まるで、そんな脚になったのが、自分のせいではなく、誰かにそうされてしまったかのような言い方です。でも、厳しいようですが、脚が太いのも形が悪いのも、誰のせいでもない、あなた自身がまねいた結果です。

なぜなら、外見の不満は、例えばももは、動かない生活をつづけてきたせいで脂肪がついて太くなっていたり、あるいはひざの関節の筋肉が落ちたためにO脚になってしまっていたりなど、あなたが脚に意識を向けていなかったせいで筋肉を弱らせてしまった結果である場合が、とても多いからです。

美しい脚になりたいなら、まず、今ある自分の脚に、本当に自分をしっかり支えていける筋

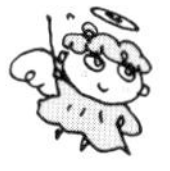

肉があるのかどうか、動かすことで確認しなければなりません。

動かしてみなければ、それを感じとることはできません。それは自分自身にしかできない作業です。

たとえそれで脚が弱っていることがわかっても、がっかりする必要はありません。自分が弱らせたのだから、それに気づくことさえできれば、自分自身で必ずよくしていくことができる、美しくよみがえらせることができるからです。体はそういうふうにできているのです。

さあ、次からの体操で脚を動かし、自分に気づきましょう。そして、しっかり育てていきましょう。

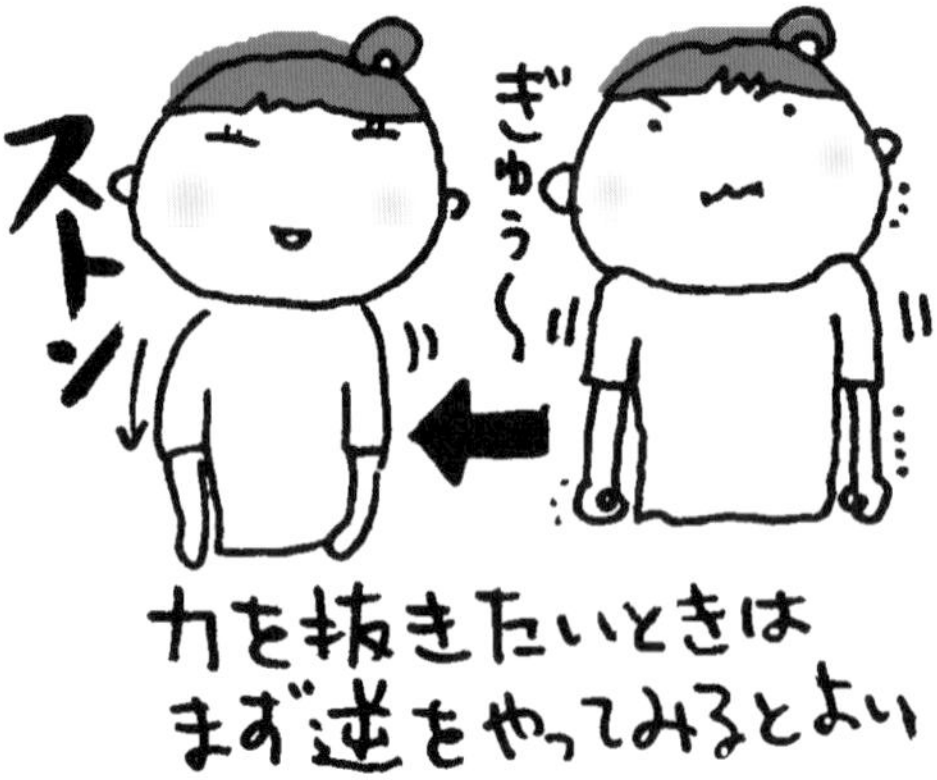
ぎゅう〜
ストン
力を抜きたいときは
まず逆をやってみるとよい

自分の内なる声をよく聞きましょう

まず脚を前に伸ばして床に座ります。上半身は、なるべく正しい姿勢をキープしてください。その方が、筋肉のつながりをよく感じることができます。おへそを引き、腹筋に力を入れます。すると、いつもは猫背の人も、自然に姿勢が、すーっと伸びるでしょう。背骨は腹筋で支えられているからです。

そのまま、肩の力をストンと抜きます。いつも姿勢が悪いと、肩の落とし方がわからないかもしれませんね。その場合は、逆に思いっきり力を入れてみて。そして、ストンと力を抜く。

そう、その姿勢です。意識のもっていき方がわからないときは、まずその逆をやってみるとよくわかりますよ。

はい、その姿勢をキープしながら、両脚を開いてください。大きく開かなくてもかまいません。自分のできる範囲で。

大きく開くことが目的ではありません。体を鍛えているわけではないですから、形にこだわる必要はないんです。

動かしている筋肉に意識を向けて、使えているなあということを感じとることが大事です。その感じとれる感覚が体に力をつけ、あなたをキレイにしていくのです。そう、誰にでも、キレイになれる力は備わっています。今まで、それを知らなかっただけなのです。

ひざが育てば、まっすぐで しなやかな脚に

さあ、では開いた脚の内側を意識してみて。

脚に余分な脂肪がついていて、自分のももの内側がどこだかはっきりしていないでしょう？

普段、動かしていなかったり、感じていない部分が、筋肉にならず、脂肪になってしまっているんです。

感じにくいときは、目で見て、手で触ってみましょう。「ここが内側だよ」と、脳と体をつなげるつもりで、ひざから脚の付け根までしっかりつかむようにして触りましょう。内ももの筋肉が脳とつながれば、きちんと動かすことができるようになり、筋肉も育ってきます。

ももの内側を感じながら、ひざをしっかり伸ばして、ひざ裏を床につけるようにしてください。

ひざというのは、意識をしていないと、すぐゆるんでしまう部分。ちょっとひざをよく見てください。今、脚を開いていても、ひざが曲がって外側を向いてしまっていませんか?

ひざは普段、曲げたり、伸ばしたりすることで働いてくれています。ひざをしっかり伸ばすことができるから、曲げることもできるのです。縮《ちぢ》こまったままのひざでは、伸ばすこともできなければ、そこからさらに曲げることもできなくなります。ひざが伸びるようになれば、O脚だった脚も、まっすぐしなやかに生まれ変わりますよ。

さあ、ではひざを真上に向けて、ひざ裏をぐっと床につけ、足首をしっかりL字に折って、その姿勢で脚の内側を意識してみてください。

ももの付け根や股関節《こかんせつ》までがピリピリとしてくるでしょう。ひざを伸ばすことで、ももがつっぱるでしょう。

足の指から伸びた筋肉が、足首、ふくらはぎ、ひざ、もも、股関節へ伸び、そして、そこからさらに先へと体中につながっているからです。

そのつながりをしっかりと感じましょう。

開脚

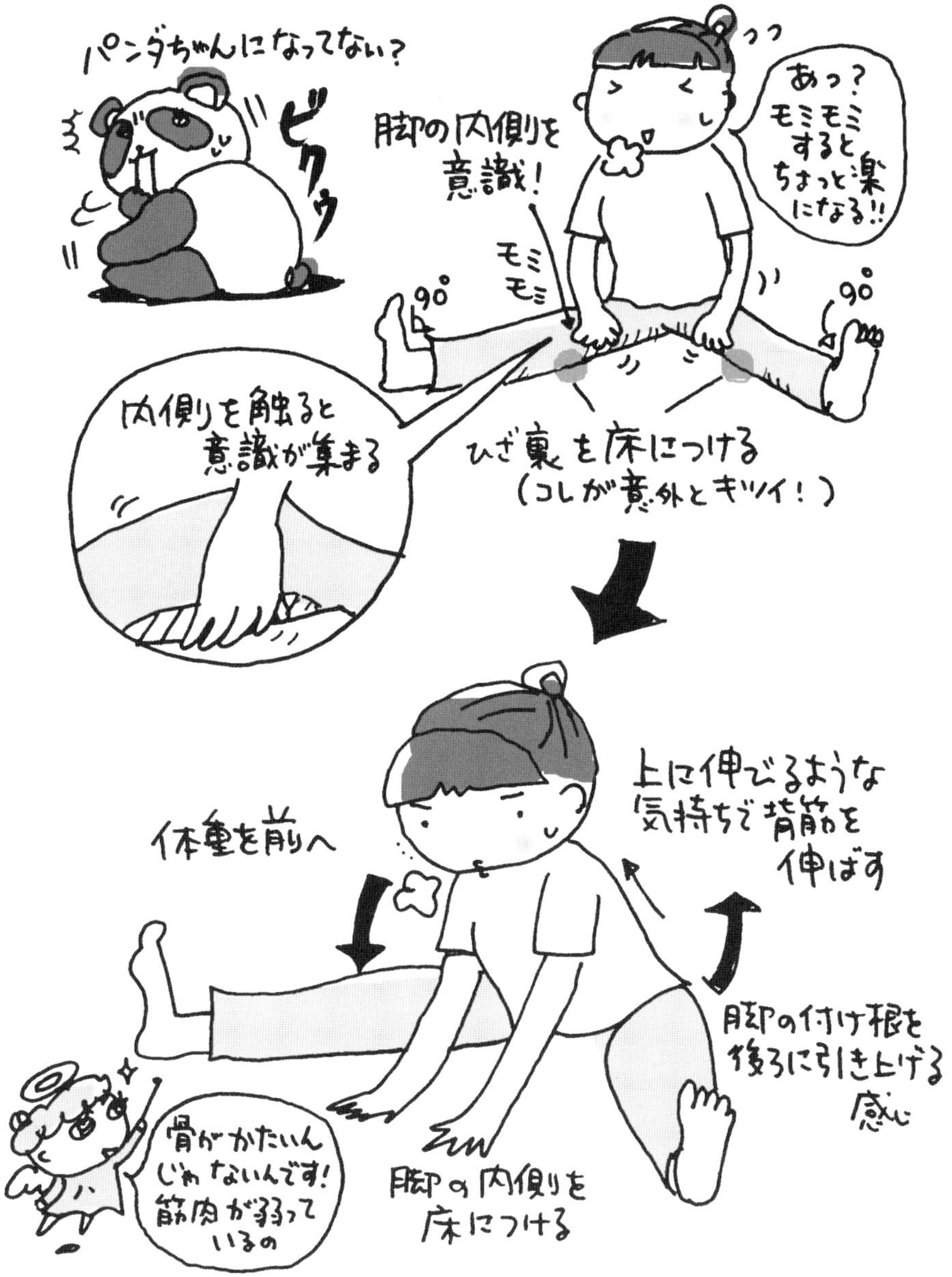
パンダちゃんになってない？
ビクゥ
脚の内側を意識！
モミモミ
あっ？ モミモミすると ちょっと楽になる!!
90°
90°
内側を触ると意識が集まる
ひざ裏を床につける
（コレが意外とキツイ！）
体重を前へ
上に伸びるような気持ちで背筋を伸ばす
脚の付け根を後ろに引き上げる感じ
脚の内側を床につける
骨がかたいんじゃないんです！筋肉が弱っているの

ももの内側の筋肉が、尿漏れやホルモンバランスに効力を発揮

まだつながりを感じられないという人は、上半身の姿勢をもう一度正してみましょう。

腰が床に落ち、背中も曲がって、ベターッとパンダちゃんのように座っていませんか？　お尻の筋肉を内側に寄せるようなイメージで座ってみましょう。お腹、腰も気を抜かずに、背中をスッと伸ばしてください。

ではそのまま、体重を少し前にかけてみましょう。ひざの裏を床にぐーっとつけて、脚の内側を床に近づけていってください。このとき、脚の付け根を後ろに引くように体を使いましょう。

こんどは筋肉のツッパリを感じるでしょう？　脚の内側の付け根がピリピリと痛いでしょう？

そんなところを普段の生活で感じることは、まずありません。でも、とても大切なところなのです。

最近、若い女性で増えているのが、尿漏れ。それは、この内側の筋肉が弱っているのが原因のひとつです。誰にも言えなくて、人知れず悩んでいる人も、このももの内側の筋肉をこっそりお家で育ててみてください。そんな悩みからも解放されるはずです。

脚の内側は、脚の付け根、骨盤、背骨を支えている筋肉へとつながっていくので、ここを強くすれば、骨盤や背骨も刺激を受け、神経やホルモンのバランスも整《ととの》います。ホルモンバラ

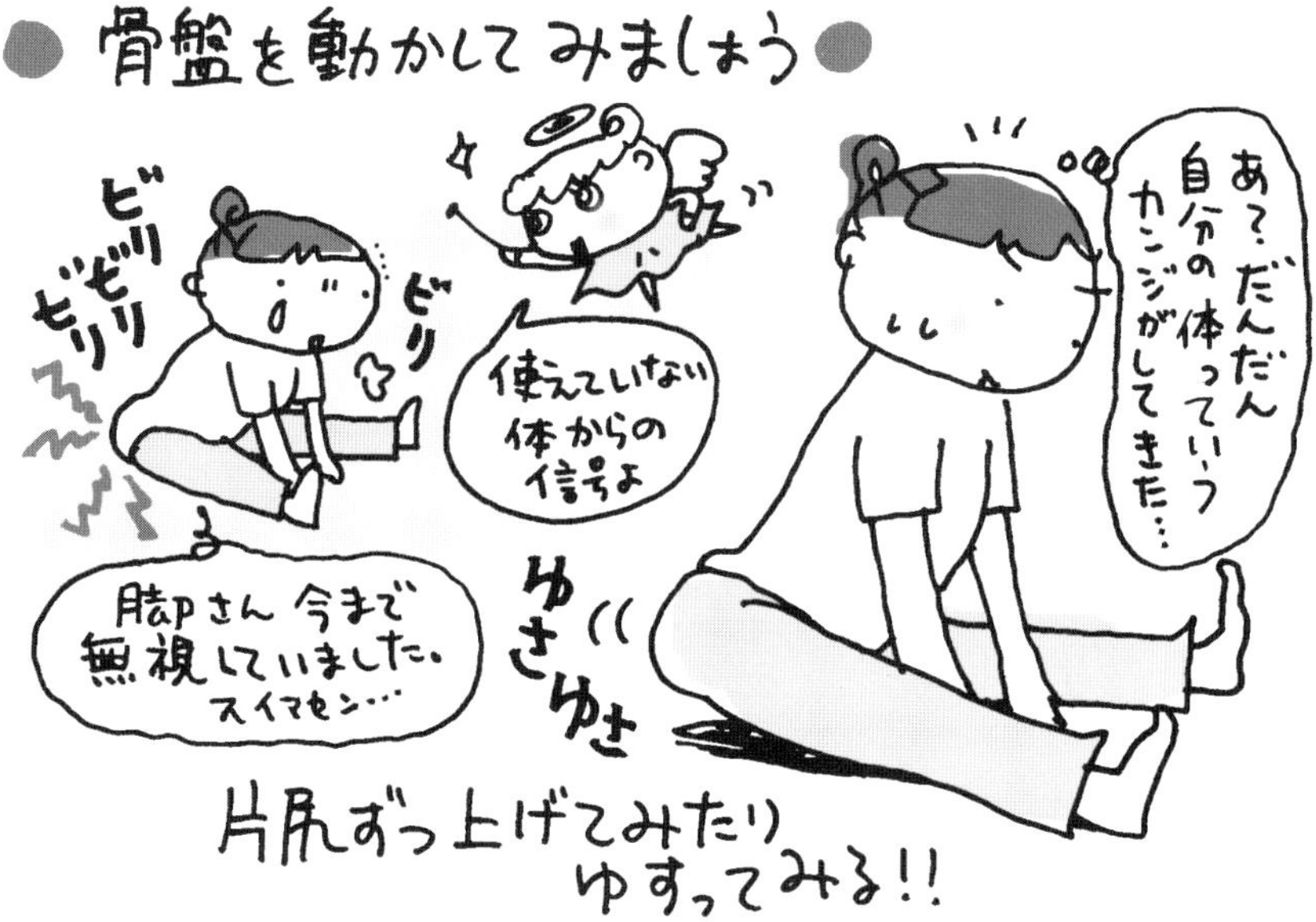
骨盤を動かしてみましょう
ビリビリビリ
ビリ
使えていない体からの信号よ
脚さん今まで無視していました。スイマセン…
ゆさゆさ
あっ だんだん自分の体っていうカンジがしてきた…
片尻ずつ上げてみたりゆすってみる!!

ンスがよくなれば、カサカサだった肌も内側から輝きだします。

痛みが気づかせてくれる、今のあなたの姿

では最後に、この姿勢で骨盤を動かしてみましょう。

体を左右にゆすってみると、寝ている筋肉や、使えていなかった筋肉が、さらによくわかります。ゆすってみてピリピリッと痛い筋肉はありませんか？　その「ピリピリ痛いなあ」という感じを大切にしてください。

「どこもぜんぜん痛くない」という人は、脚の内側が脂肪になってしまっている人。脂肪だけだと痛くないですからね。毎日ちゃんと動かして、意識できている人は、動かすたびにさまざまな自分の筋肉の様子を感じとることができるようになってきます。その感覚のおかげで自分

の筋肉を弱らせずに育てていくことができるのです。

あなたの体はたったひとつ。ほかに替えるものはないのです。だからもっと体に意識を向けてください。

「この太い脚が大嫌い」「恥ずかしくて、見せられない」なんて思わないで。この太い脚もまぎれもなくあなた自身。あなたそのものです。悪くするのもよくするのもあなた以外にできないのです。

あなたの体から目をそらさないで、かけがえのない自分自身をもっと大切に育てましょう。「痛い！」と感じることができたことに感謝しましょう。「痛い」から、今まで自分の体を自分自身として感じてこなかったことに気づくことができる。「痛い」は希望のしるしです。

毎日動いて、自分の内側から発せられる声に耳を傾けましょう。

さあ、ももの内側の筋肉をよく感じられるようになりましたね。パーツ、パーツで見るのではなく、全身のつながりの中にももがあるのだということを、よく意識してください。

意識して開脚をするだけで、太かったももも、生き生きとした本来の姿を取り戻します。あなたをしっかり支える筋力が育って、脂肪もとれ、すっきりしてきます。ウエストやお腹の筋肉にも力がついて引き締まってきます。

動かせば動かすほど、意識すれば意識するほど、どんどん生き生きと、美しくなっていくのです。

さて、最後まで動いて、まだ余裕のある人は、開脚をしたままレッスン２で行った「足首回し」をしてみましょう。

ここでは、手をそえないで、開脚したまま足首だけで自力で回してみます。足首を回すことで、足の裏の筋肉も足の指も育ちますし、そこからつながっている脚からひざの関節、股関節、腰、背中の筋肉も育っていきます。

ベーシック・メニュー

腕を育てる

Lesson 4

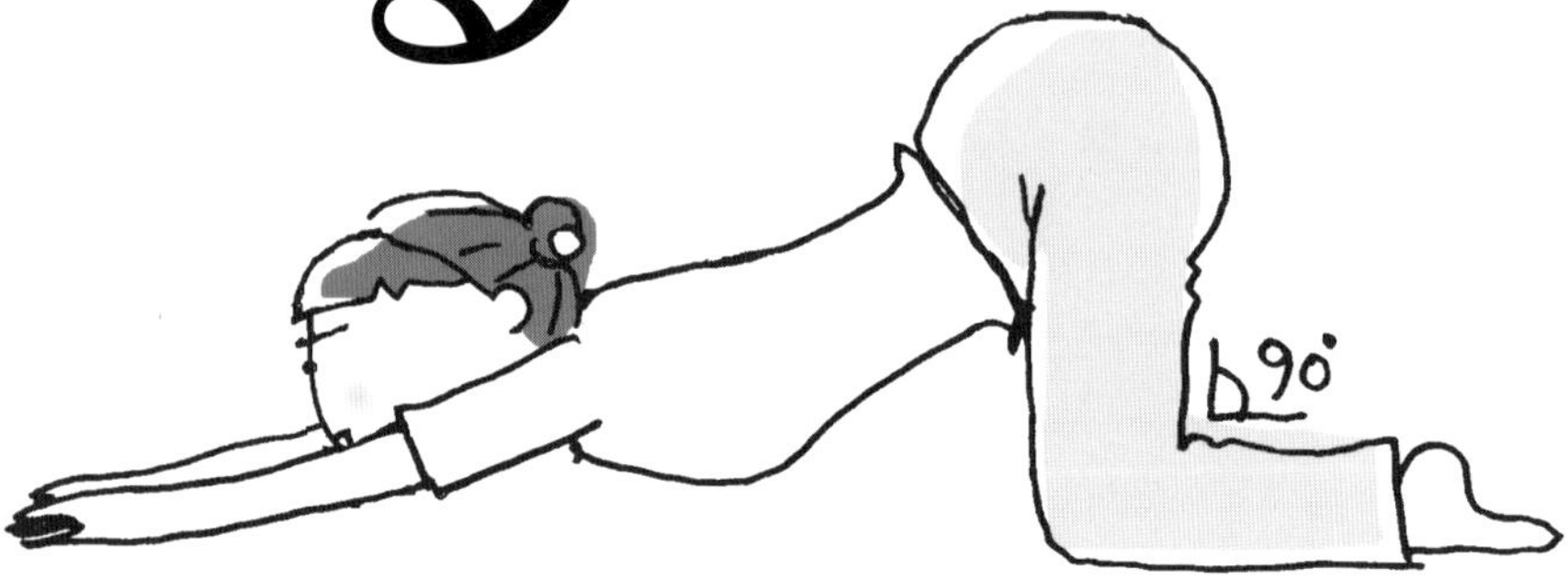

腕の筋肉が、冷え症や貧血を改善

レッスン4では、呼吸をつかさどる筋肉を育てていきましょう。

レッスン1でも言いましたが、呼吸ができるのは、実は手や腕の筋肉の力。

手の甲《こう》の一本一本の筋肉が、腕の外側から肩にかけてずっとつながり、それが背中側の肋骨を支《ささ》え、動かす筋肉になります。同じように手のひらの一本一本の筋肉が、腕からずっとつながって鎖骨や胸側の肋骨《ろっこつ》を支え、動かす筋肉になります。

呼吸をするのには肋骨が重要な役目を担《にな》いますが、骨はひとりでは動けません。肋骨を動かしているのが、この腕からつながっている筋肉なのです。ですから指の力や腕の力がしっかりしてくると、深い呼吸ができるようになるわけです。

また、腕や首の筋肉には、太い血管がはしっています。血管は筋肉の中を通っていますから、筋肉が弱ってくると、血管も弱くなってしまいます。酸素は血液によって運ばれていきますから、筋肉が弱れば、酸欠状態になってしまうのです。

貧血や冷え症だったり、ちょっと走るだけで息切れしたりするのは、血液が体のすみずみまで行き渡っていないから。すなわち、筋肉が弱っているということです。

腕の筋肉を育てれば、それらの症状が改善されます。あたたかな血液があなたの体のすみずみまで満たしてくれます。冷え症や貧血も改善されます。顔色もよくなります。呼吸が楽になることで、何となくダルかった体も生き生きとよみがえります。

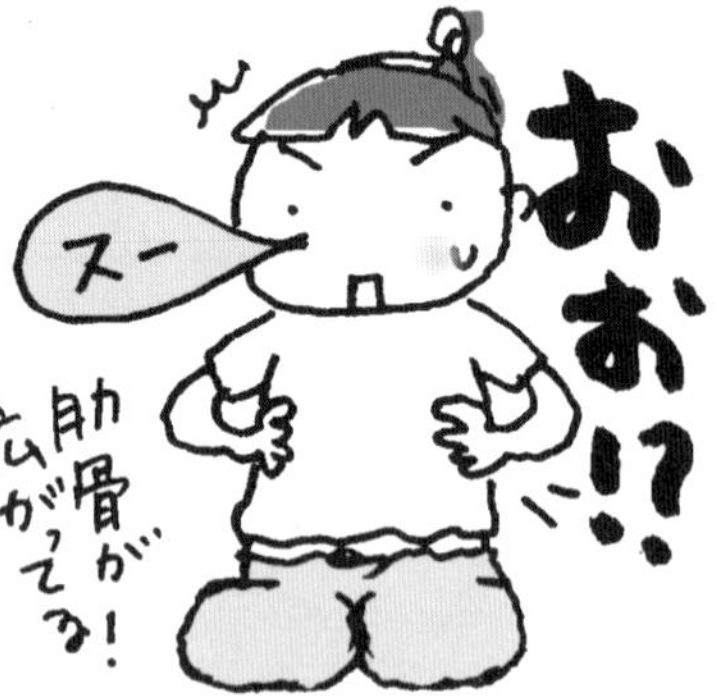

体がシャキッとしてくれれば、心も自然にポジティブになってくるもの。今までのようにダイエットやメイクで外側から体の欠点をカモフラージュする必要はなくなります。体の内側から発せられる健康的なオーラが、あなたをとっても魅力的に見せてくれます。

腕が呼吸をつかさどるということを実感していただくために、まずは肋骨の動きを感じることから始めてみましょう。立っていても、座っていてもいいので、両手で左右の肋骨のあたりを触ってみてください。両手を肋骨にあてたまま、鼻から息を「スーーッ」とたくさん吸って、口から「フーーッ」と吐いてみて。

手にどんな感触がありましたか？　鼻から「スーーッ」と吸うと、手で押さえている肋骨が広がったり上がったり、かたくなった感じがしたでしょう？　「フーーッ」と吐くと、肋骨もしぼんでいく感じがしますね。

はい、もう一度、感じてみましょう。前も、横も、後ろも触ってみてください。背中側にも肋骨はありますよ。呼吸というと胸の方ばかりに目がいきがちですが、こうして触ってみると背中でも呼吸していることがわかりますね。

さあ、息をしてみて。息をいっぱい、いっぱい、いっぱい吸い込むと、肋骨が広がってかたくなります。そして息を吐くと、肋骨がしぼんでいきます。

これが〝呼吸〟です。わかりますか？　〝呼吸〟をすると、肋骨が動くということが実感できましたね。この肋骨を動かしているのが主に腕の筋肉なのです。そのことをしっかり意識しながら腕の筋肉を育てる体操をしていきましょう。

「キレイになろうね」の一言が、あなたの体を変える

では、71ページのイラストのように床に四《よ》つん這《ば》いになります。

手足は体の真下につき、体と直角になるようにしましょう。両脚はそろえてください。

次に、両手を、ぐるっと、外回りに回して、自分の方へ指先を向けてみましょう。意識していなかったため、手のひらが縮こまってしまっていますね？　腕は手でできていますから、まず手の意識をつなげていきます。床についた手をしっかりと見て、レッスン1で行った「パー」にします。どの指も均等に開いて、すべての指に力を入れるようにしてください。手のひら全体でしっかり床を感じましょう。

では、手首を前に押し出すような感じで、体重を手のひらにかけていきましょう。次にグーッとひじを伸ばして、肋骨を上に持ち上げます。背中をまるくするイメージです。そしてそのまま腰を後ろに少〜し引きます。

ひじのまわりや腕の前側がピリピリして、つらい体勢ですね。それでもひじをグーッと伸ばそうと意識してください。ひじは、普段曲がっていることが多いので、筋肉も縮《ちぢ》みがちです。

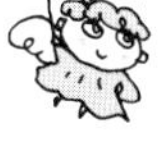

しっかり意識しないと伸ばせません。ひざと同じで、しっかり伸ばすことができないと、曲げることも自由にできなくなってしまいますよ。ひじの筋肉を育てて、しなやかな腕の動きを取り戻しましょう。

さあ、しっかり意識して、ひじをぐーーっと伸ばしてください。ひじをしっかりと伸ばすと、腕の内側から胸にかけての筋肉がビリビリと響いてくるでしょう。腕から伸びた筋肉が胸の方へとつながっているからです。このつながりを、しっかりと感じとりましょう。

目線は手に向けて、しっかり見てください。手のひら全体で床を感じるのを忘れずに！　この指で、今この腕ができているんです。そして、この腕で呼吸ができているんです。

はい、ゆるめて。

今度は、ぐるっと、手を内側に回します。外側回しはできた人も、内側回しはちょっとキツイでしょう。

痛くてつらいかもしれませんが、もっと回して！　さあ、もっと、もっと、もっと！

無理をする必要はありませんが、自分を甘やかすのはやめましょう。キツイと思うのは、普段、この筋肉の存在を忘れていたから。痛いのは、体がまだまだよくなっていける証拠です。

指先がまっすぐ自分の方へ向かなかったら、できる範囲でかまいません。今、思った通りにできなくても、毎日することで、必ずできるようになります。

手は先ほどと同様、「パー」にして、しっかり床を感じてください。その姿勢で、ひじをグッと伸ばします。

四つん這い二種

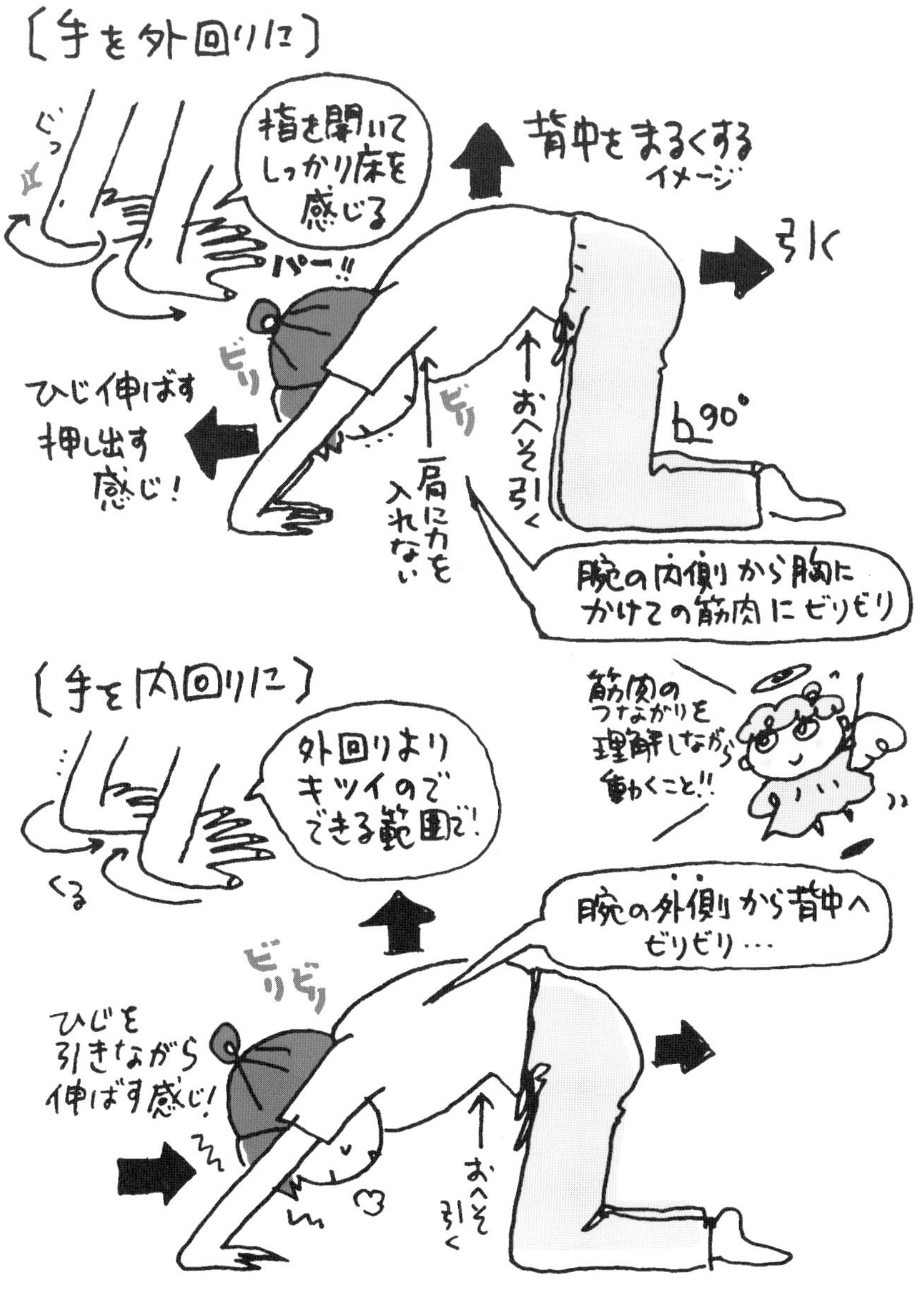
〔手を外回りに〕
ぐっ
指を開いて しっかり床を 感じる
パー!!
背中をまるくする イメージ
引く
ビリ
ひじ伸ばす 押し出す 感じ！
ビリ
肩に力を入れない
おへそ引く
90°
腕の内側から胸に かけての筋肉にビリビリ
〔手を内回りに〕
外回りより キツイので できる範囲で！
くる
筋肉の つながりを 理解しながら 動かくこと!!
腕の外側から背中へ ビリビリ…
ビリビリ
ひじを 引きながら 伸ばす感じ！
おへそ引く

どうですか？　さっきとは別の筋肉のつながりを感じられますか？　今度は、腕の外側から背中へ響いてくるでしょう？　「あ、背中につながっている」というのが感じられますね。背中の肩甲骨から肋骨のまわりの筋肉が、腕の外側の筋肉とつながっているからです。

そのまま、先ほどのように、肋骨をぐーーっと上へ持ち上げます。背中をまるめるようなイメージです。この姿勢のまま、骨盤をゆらしてみると、腕がしっかりと伸びてきます。背中から腰、お腹、お尻の筋肉まで響いてくるでしょう？

体を動かすときは、体の仕組みを知って、理解しながら動かしてください。その部分だけを見ていては、効果は出てきません。腕の筋肉と、それにつながる筋肉をイメージして、「頑張って」「キレイになろうね」と声をかけながら、動きましょう。

体は生きています。気持ちをかけて体を大切にすれば、あなたのいうことに、敏感に反応してくれます。だって、その体はあなたそのものなのですから。

「ニャンコさん」の動きで、背中美人に

では最後に、とくに腕から背中の筋肉を育ててくれる「ニャンコさん」をしてみましょう。

背中には背骨を支えるたくさんの筋肉があり、その筋肉の刺激で背骨が育っていきます。背骨は一本の長い棒のような骨だと思っている人も多いのではないでしょうか？　でもそれは大間違い。背骨というのは、バラバラな二六個の骨が積み重なってできているのです。ですから、

●ニャンコさん●

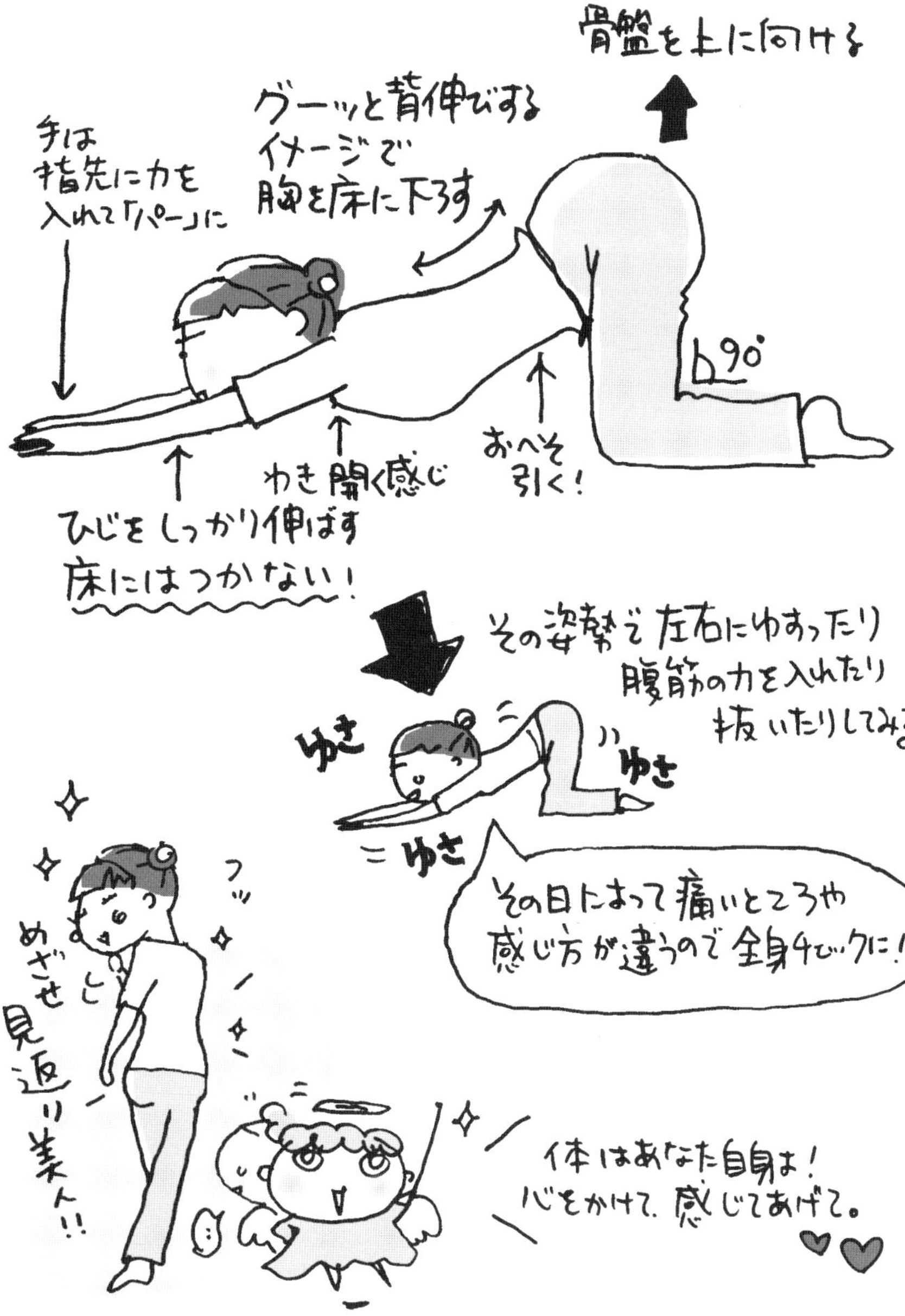
骨盤を上に向ける
グーッと背伸びするイメージで胸を床に下ろす
手は指先に力を入れて「パー」に
90°
わき開く感じ
おへそ引く！
ひじをしっかり伸ばす
床にはつかない！
その姿勢で左右にゆすったり腹筋の力を入れたり抜いたりしてみる
ゆさ
ゆさ
ゆさ
その日によって痛いところや感じ方が違うので全身チェックに！
フッ
めざせ見返り美人!!
体はあなた自身よ！
心をかけて、感じてあげて。

体を曲げたり、伸ばしたり、ねじったりと、自由に動くことができるのです。

ところがそれを支える背中の筋肉が弱ってしまうと背骨を動かすことができなくなり、姿勢が悪くなったり、腰が痛くなったりします。体が歪《ゆが》み、余分な脂肪もついてしまいます。

背中は自分自身では見ることのできない場所なので、ついつい油断をしがちですが、意外に、あなた自身をよく表す場所でもあります。猫背だったり、背中に脂肪がついていると、他人にはどう見えるでしょう？　姿勢が悪いと老《ふ》けて見えますし、暗い印象を与えそうです。いくらおしゃれをしても、洋服をすっきりと着こなせません。そんなの、イヤですよね。

そうならないためにも、この体操で腕から背中を育てましょう。ひとつひとつの背骨を動かせるようになって、背中美人をめざしましょう。背骨や腕を育てることで、それにつながるお腹、お尻、脚の筋肉が育ってシェイプアップにもなる体操です。

この動きは床の上に腕を伸ばしていくので、じゅうたんの上など、なるべく床が滑《すべ》りにくい場所で行うと安心です。

まず、ふつうの四つん這いのポーズに戻ります。両手はここでもレッスン1の「パー」にして、しっかり開いてください。

脚をそろえたまま、ネコが背を反《そ》らして伸びをするようなイメージで、両手を前に伸ばしていきます。そのとき、ひじを床につかないよう気をつけながら、しっかり伸ばします。ひじをつかないで伸ばすのは、ちょっとむずかしいですが、この体操の大事なポイントですので、必ず守ってください。

もうこの時点でかなりつらいですが、全身の筋肉を感じながら、お尻を上にぐっと引き上げて、背伸びするようにしながら、胸をグーーッと床に下ろしていきましょう。わきを開こうと意識しながら、同時におへそを引いてください。そして背中をグーーッと反らします。棒のように一本にくっついてしまっていた背骨が、一個一個パラパラになるのをイメージしながら動いてみてください。

この動きは、手、腕、背中、お腹、お尻と、全身をまんべんなく使いますから、体の不調のチェックをするのにもぴったりです。この体勢のまま、ちょっと体を左右にゆすってみたり、腹筋の力を入れたり抜いたりしてみましょう。

いつもより胸を床に近づけられないのは、腰痛の前兆かも……など、痛いところはないかな、意識しづらい場所はないかな、不調なところはないかな、と、その時々でどう違うか、どう感じるか、毎日の自分の状態を感じとりましょう。

ベーシック・メニュー

腹筋を育てる

Lesson 5

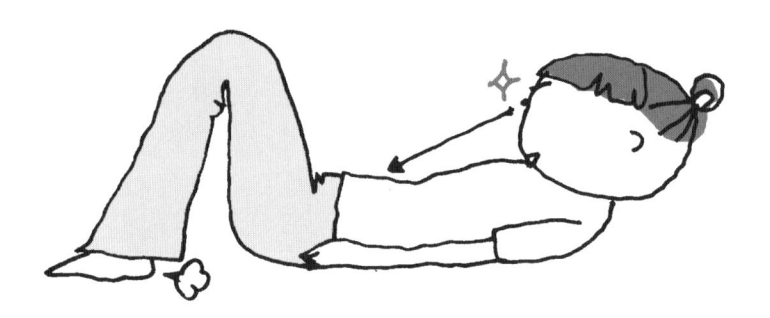

腹筋が弱れば、内臓も血管も弱る

これまでのレッスンで、意識して体を動かすということにずいぶん慣れてきたのではないでしょうか？　運動する前よりも、頭もクリアになったでしょう？　体と脳がしっかりつながってきたのです。

さあ、もう一息で、体がもっともっと生き生きと輝いてきますよ。

ベーシック・メニューの最後のレッスンは「腹筋を育てる」体操です。

「腹筋」は、手の指からつながっている上半身と、足の指からつながっている下半身の筋肉がつながる場所。ここが弱るということは、「私自身が全部弱っていますよ」ということになる、とても大切な筋肉です。

お腹は骨でガードされていない場所なので、特にしっかりとした筋肉が必要な部分です。最近では、若い女性でも「腰痛持ち」の人が多いですが、そういう人は腹筋が弱っている場合が多いのです。腹筋が弱ることで、前から背骨を支《ささ》えることができなくなり、腰に負担がかかってしまうのです。

腹筋には内臓を外から守ってくれる役割もあります。心臓や肺は肋骨に守られていますが、それ以外の胃や腸、肝臓などの臓器は、骨ではなくこの腹筋で守られているのです。腹筋に脂肪がついていては、この大切な臓器があるべき位置に収まらず、本来の働きができなくなってしまいます。胃腸が弱かったり、便秘だったりする人は、腹筋をほったらかしにしていません

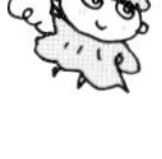

か？　どうです？　心当たりがあるでしょう。

　腹筋は腰や内臓を守ってくれる筋肉のガードル。たるんだウエストをすっきり見せたいからといって、補正下着に頼っていては、ますます感覚がにぶくなって、いつまでたっても自前のガードルを作ることができません。下着に頼らず、自分の筋肉を意識して動かすことで、自分自身のガードルを育てていきましょう。

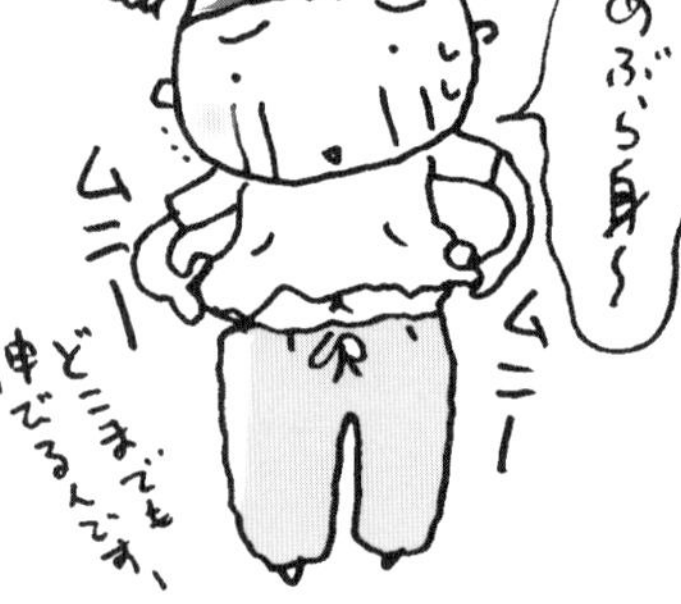
あぶら身〜
ムニー
ムニー
どこまでも伸びるんです、

意識するだけで、腹筋がよみがえる

　では、床の上に仰向《あおむ》けに寝てください。ひざは立ててそろえます。その姿勢で、手をお腹の上に置いてみてください。

　このお腹の筋肉が、前側から背骨をピシッと支えてくれています。そのおかげで、内臓が所定の位置に収《おさ》まり、キレイな姿勢を保つことができます。しかもこの腹筋が、腰を支えて下半身は脚につながっていき、上半身は首にまでつながり、頭を支えてくれています。腹筋は体の要《かなめ》になる本当に大切な筋肉なのです。まずは、そのことをしっかり覚えてください。

　では、ちょっと、お腹をギューッとつかんで腹筋を意識してみましょう。普段、腹筋のことを忘れてしまっている人は、ブヨブヨのあぶら身になっているはずですよ。さあ、腹筋の意識を目覚めさせるために、あぶら身も筋肉もまとめて全部しっかりギューッとつかんで、「これが腹筋だ」と感じとってください。ウエストのまわりも、腰の後ろ側もつまんでみて。

自分のお腹がこんなにたるんでいることがショックだったとしても、「ああ、これが私自身だ。私のお腹だ」と、しっかり認識して、意識を腹筋へ向けましょう。

どうですか？　腹筋をしっかり意識できましたか？　そうしたら、手をお腹にあてたまま、ぐーーっとゆっくりお腹を引っ込めてみてください。「引いたな」という感じが手に伝わってきましたね？　今度は腸がお腹から飛び出すくらいに、お腹を出してみて。お腹が動いている感じが手に伝わってきますね。腹筋が動いていること、使われていることをきちんと感じられるまで、何度か繰り返してみましょう。

さあ、意識して動かすうちに、腹筋がだんだんはっきりしてきました。内臓の働きも活発になってきています。便秘だった人は、ゴロゴロと腸が動きだしてきているかもしれません。たったこれだけの動きでも、しっかり意識して行うと、きちんと腹筋を育てることができるのです。

体を「鍛《きた》える」のではなく「育てる」体操

では、いよいよ腹筋をしてみましょう。改めてももの内側を意識して脚をそろえ、お尻の筋

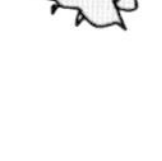

肉も寄せます。そして先ほどやったように、お腹をぐっと引っ込めながら、おへそを見るようにしてゆっくり頭を持ち上げてみましょう。

頭は思ったより重いですよ。およそ七キログラムもありますから。お腹の筋肉が弱まると、頭の重さに押しつぶされて、体が前かがみになってきます。このお腹の筋肉は、頭も支えているのです。それだけ腹筋は大切です。

さあ、腰を反《そ》らさないようにギュッと床につけて、肩を下げます。力《りき》まないでください。手は自然に体の横にそえます。頭が重くて持ち上がらないという人は、両手を頭の後ろで組んで頭を持ち上げるのを手伝ってもいいですよ。ただし頭の後ろで組んだ手は、ひじに力を入れないで自然に開いてください。

ではおへそから視線を離さずに、そーーっと起き上がってみましょう。できれば肩甲骨《けんこうこつ》が床から離れるくらいの高さまで起き上がりましょう。

はい、ゆっくり戻して。戻すときも、おへそから目を離さないで。腹筋をしている間中、常にお腹を引くことを忘れないでください。

足の裏にしっかり力が入っているかも確認しましょう。足の裏で床をしっかり踏《ふ》みしめると、腹筋へ力が伝わります。足の指の筋肉は足の裏へつながり、その筋肉が足首、脚、股関節《こかんせつ》、腰、腹筋へとつながっています。手の指の筋肉は、手のひら、手首、肩、背中、腹筋へとつながっています。その筋肉のつながりを意識しながら、腹筋を使ってみましょう。

起き上がれなかったら、できるところまででいいのです。ただし、反動を使って起き上がる

お腹に意識を向けてみる!!

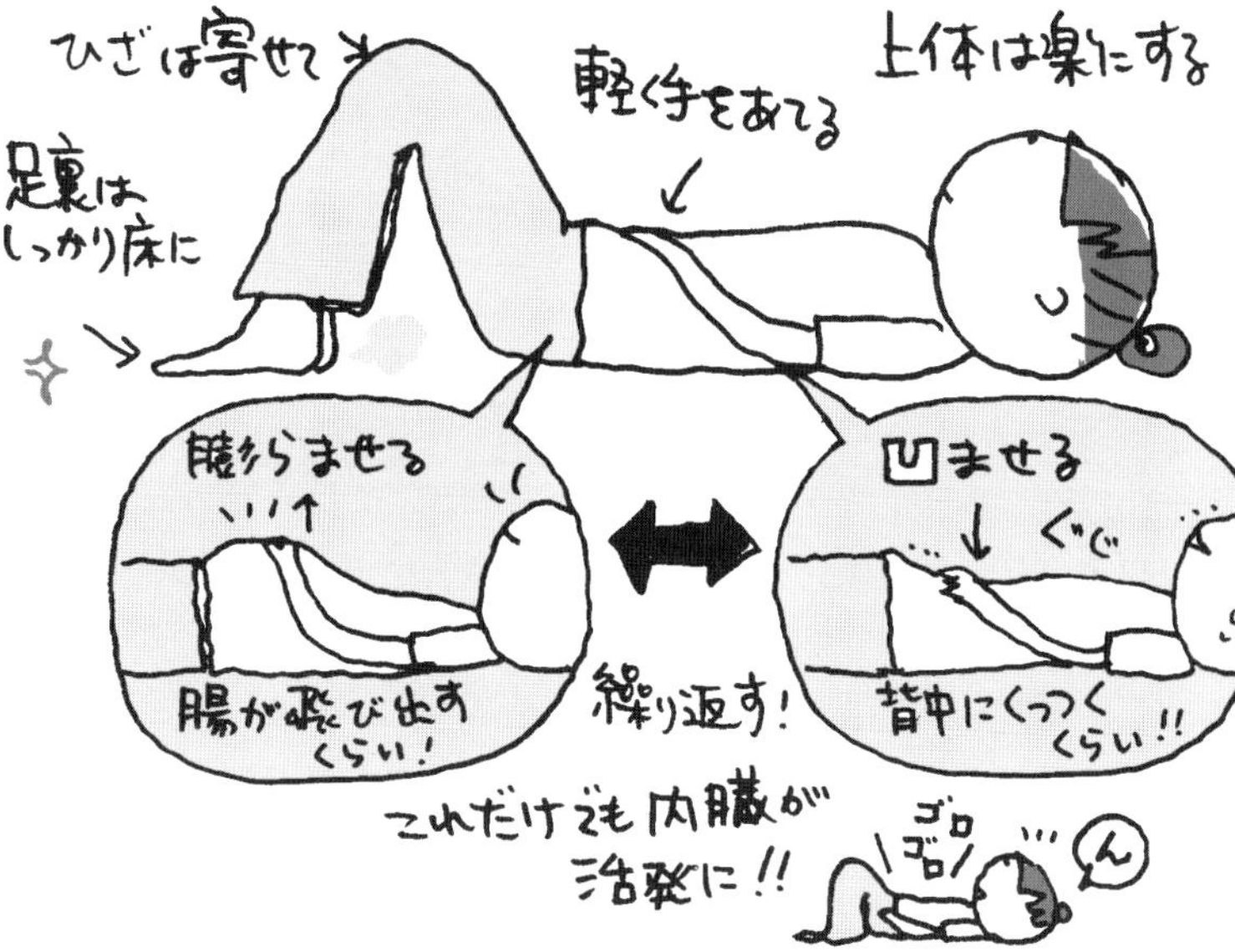
ひざは寄せて
軽く手をあてる
上体は楽にする
足裏はしっかり床に
膨らませる
凹ませる
ぐぐ
腸が飛び出すくらい!
繰り返す!
背中にくっつくくらい!!
これだけでも内臓が活発に!!
ゴロゴロ
ん

腹筋

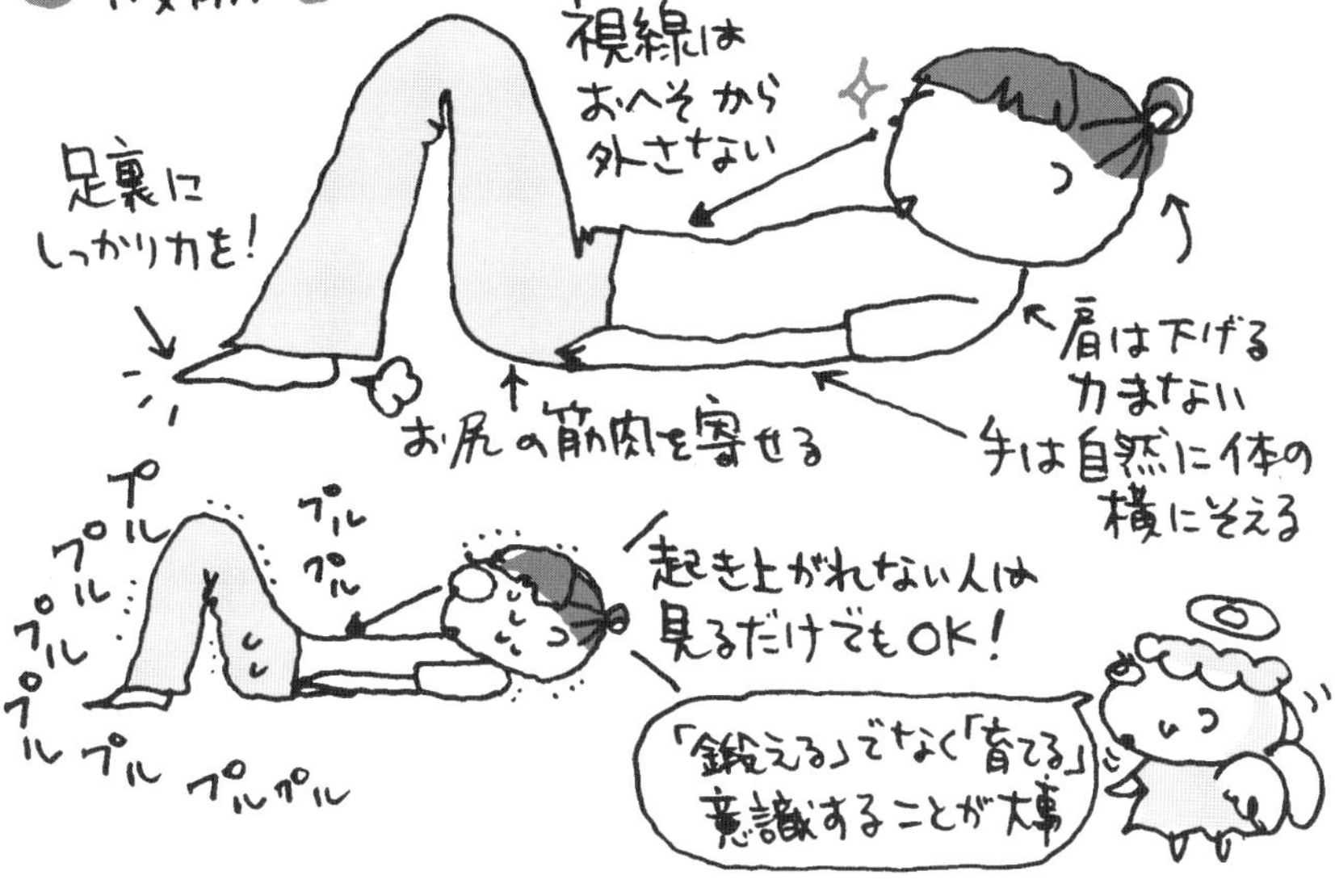
視線はおへそから外さない
足裏にしっかり力を!
肩は下げる力まない
お尻の筋肉を寄せる
手は自然に体の横にそえる
プルプル
プルプル
プルプル
プルプル
プルプル
プルプル
起き上がれない人は見るだけでもOK!
「鍛える」でなく「育てる」意識することが大事

のはやめてください。

トレーニングで腹筋しているわけではありませんから、起き上がれなくてもいいのです。回数も多ければいいというわけではありません。体を「鍛《きた》える」のではなく、「育てる」のですから、形や回数ではなく、腹筋や、ほかの筋肉とのつながりを感じとることが大切です。

お腹が引けている、お腹が使えていると感じとることができていれば、起き上がれなくても、おへそを見るだけで充分です。

この腹筋がつらい人は、もう一度、レッスン1〜4に戻り、体の意識を呼び覚ましてから、腹筋をしてみましょう。最初より楽に腹筋ができるようになります。

体が変われば、あなたの人生も変わります

運動する時間がとれない人は、普段の生活でこの「意識すること」を取り入れてみましょう。通勤途中の電車の中で、オフィスでパソコンを操作しているときに、自宅で台所に立っているときに……、さまざまな場面でお腹に意識を集めてみましょう。お腹を引いて、肩甲骨を下げて立つ。これだけで、スッと姿勢が伸びてきます。腹筋が育ち、お腹の脂肪も落ちてきます。腹筋が育てば、腹筋につながる背中、脚も自然にシェイプアップされます。

これまでサイズが合わないと諦めていたスカートやパンツもはけるようになりますよ。好きなおしゃれが思う存分楽しめるようになります。「太っている自分が嫌い」なんていう考え方

がガラリと変わってくるはずです。自分の体が好きになって、もっともっとキレイになろうと思えるようになります。気持ちが前向きになり、何をするにも楽しめるようになってきます。

体も心もひとつ。どちらもあなたです。体を変えるだけで、あなたの人生も、劇的に変わっていくのです。

体も心も、まるごとひとつで「私」

筋肉がなければ、骨はバラバラ

私たち人間が、どうやって動いているか考えたことがありますか？　骨が動くことによって、体が動くと思っている人も多いかもしれませんね。

でも、骨というのはひとりで動いているわけではありません。実は、およそ二〇六本ある骨をつなぎとめているのは、筋肉の力なのです。私たちが、立ったり、話したり、運動をしたり、遊んだり、仕事をしたりということができるのも、すべて筋肉のおかげ。

ほかにも、筋肉には重要な役割があります。それは骨の成長。驚かれるかもしれませんが、骨は筋肉の動く刺激によって作られるのです。

背が伸びたり、足のサイズが大きくなったりといったような骨の成長は、だいたい二十歳で止まるといわれています。でもだからといって、新しい骨がもう作られないかといえば、そうではありません。新陳代謝《しんちんたいしゃ》という言葉をご存知でしょう？　骨も例外ではないのです。骨も毎日作り続けられ、約三年で生まれ変わっているのです。

骨の新陳代謝に必要なのはカルシウムなどの材料と、そして筋肉の動く刺激。いくらカルシウムをたくさん摂《と》っても、動かない生活を続けている

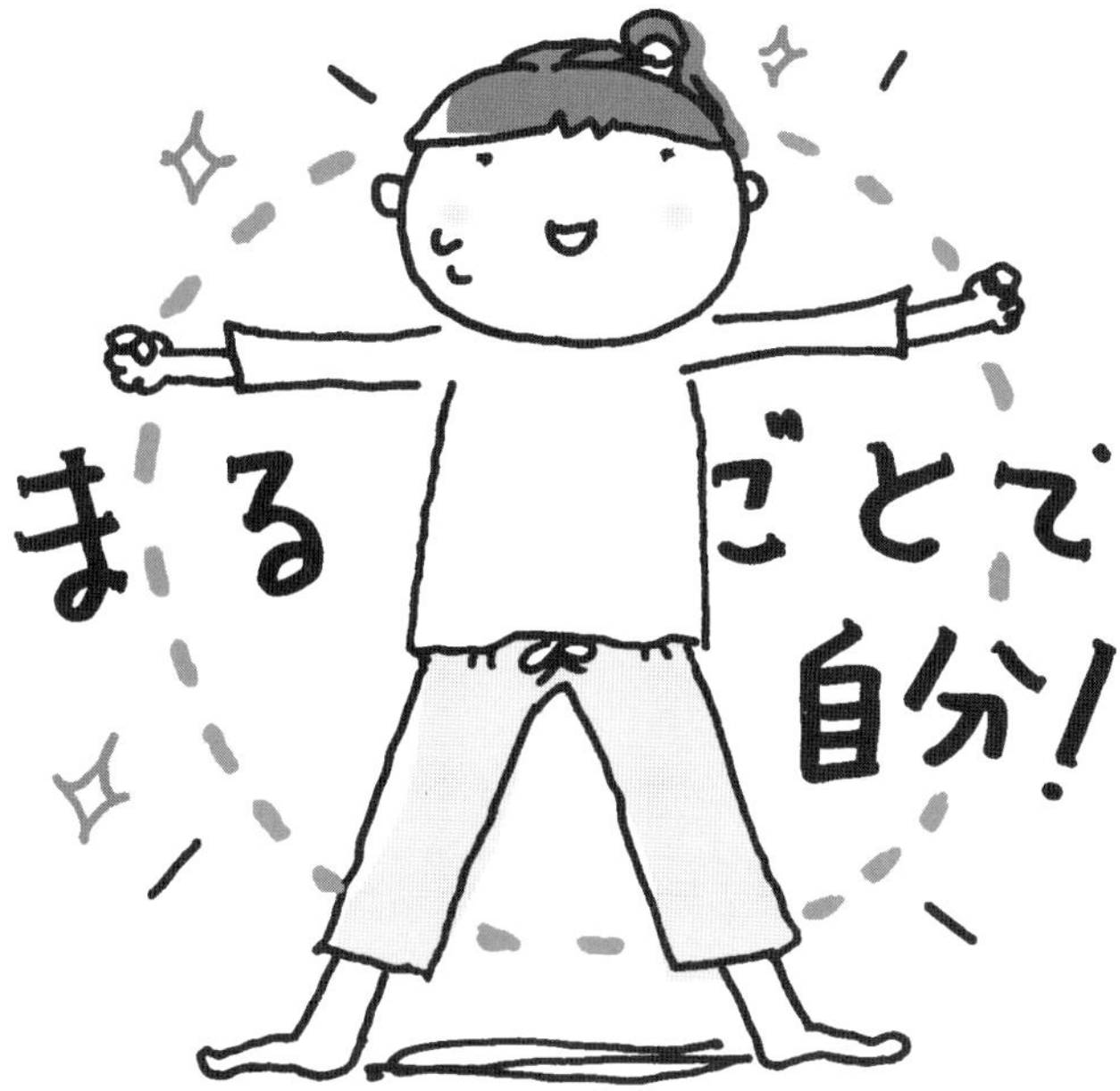

と、その動かない生活に適応した弱い骨にしか生まれ変わっていかないのです。

それだけではありません。その骨の中には血管や神経が通っていて、おもにその骨の中（骨髄《こつずい》）で血液も作られています。

つまり骨が弱くなるということは、神経や血液にまで影響するということ。血液や骨がなければ、私たちは生きていけませんね。ですから筋肉を育てることは、骨を育て、そして自分自身そのものを育てること、生命を育てることになるのです。

意識して動くことで筋肉と脳を育てていく

その筋肉に動くように指令を出しているのは、脳です。ですから脳と筋肉の意識がスムーズにつながらないと、筋肉が弱って脂肪の入ったあぶら身になってしまうのです。あぶら身になってしまった筋肉では、体を支《ささ》えることができません。

すると、体が歪《ゆが》んで、姿勢が悪くなったり、肩こりや腰痛が起こったり、内臓が弱ってきたりと、体に不調が出てきてしまいます。筋肉によって作られる骨や血液にも力がなくなります。

では、筋肉を育てるにはどうすればいいのでしょう?

これまで、ベーシック・メニュー（P32〜）を実践された方は、もうよくおわかりになっていると思いますが、筋肉は意識を集中して動かすことで、びっくりするほど育っていきます。

手の「グー」「パー」をしたときにも感じていただけたでしょう? しっかり意識して開けば開くほど、握れば握るほど、血液がグンと意識したところへ流れ込んでいきます。血液が流れていくことで、血も骨も、すべての細胞が再生されるのです。しかし、無意識で「グー」「パー」したり、回数だけこなしても、効果は少ないのです。脳で、意識して動かすことで、体が変わっていくのです。

さらに、体を動かすことによって、脳も刺激されます。意識して体を動かすこと。それは、体も脳もどちらも育てることになるのです。

体はすべてつながりあっていて、その起点が「指」

私たちは、「足の筋肉」「腕の筋肉」というように、筋肉を部分的に見ることに慣れていますが、実際に動いてみると、手と足の指を起点として筋肉同士がつながりあっているのが、よくわかると思います。

体をパーツで見ないでください。筋肉や骨、血管、神経など、すべてが関わりあい、つながりあっています。「体はまるごとでひとつ」なのです。体は私たちの生命そのもの。すみからすみまで、本当にかけがえのない私自身です。

さあ、自分で自分を育てることを始めてください。

第3章

感じる

体の不調は、体を忘れているしるし。
体に意識を向けて感じれば、「変化」に気づくことができます。
どこが悪くなっているのか、弱っているのか。
自分で自分の体がわかってくるのです。

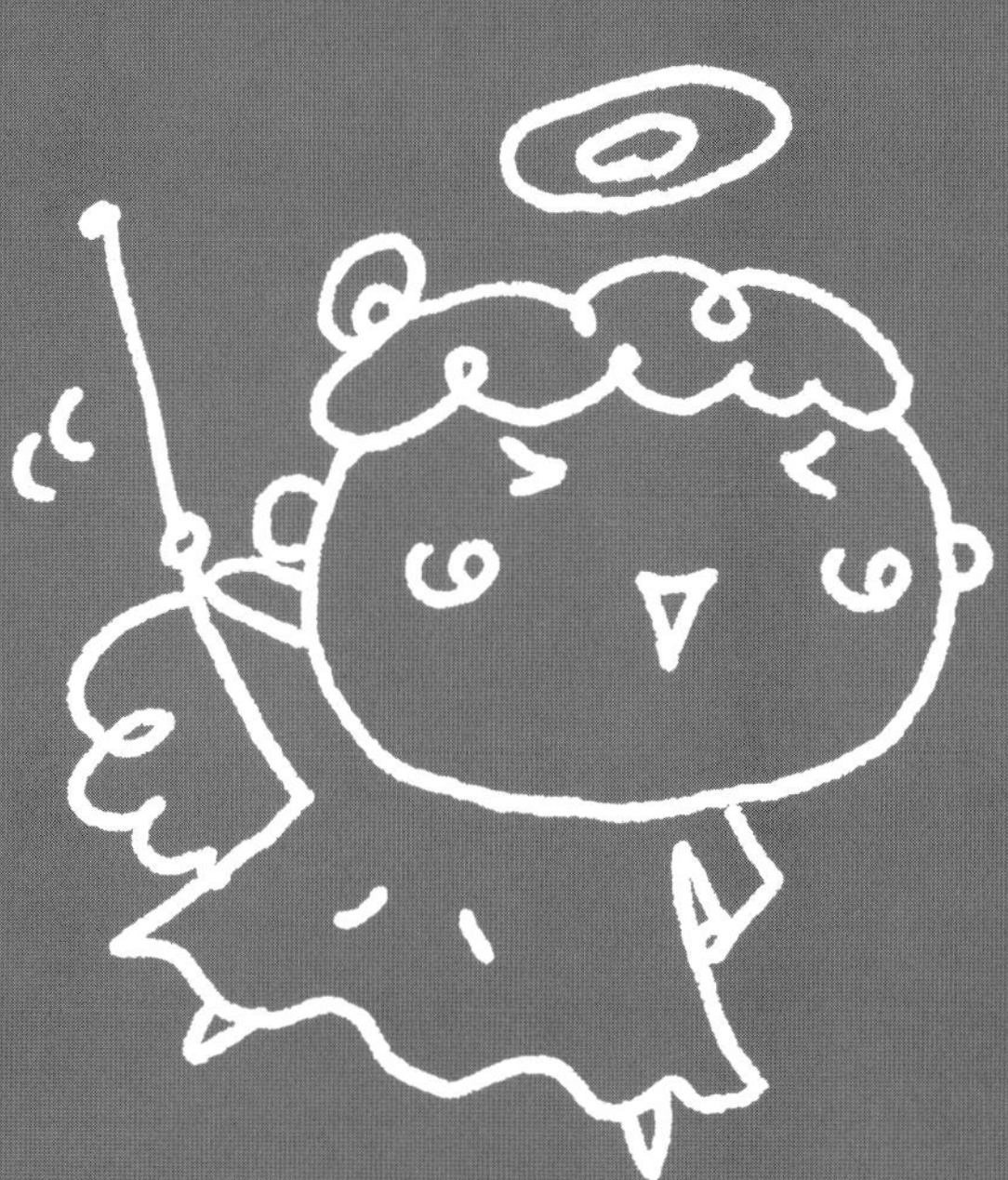

不調はなぜ起こる？

「朝すっきり目が覚めない」「生きる意欲がわかない」「よく頭痛や下痢になる」。そんな不調を抱えている女性たちが増えています。

「私はきっと病気なんだ」といって、病院へ行かないと気がすまない人も多いよう。お医者さんに病名をつけてもらって、薬をもらうと安心するのです。でも、病院へ行ったからって根本的な解決にはなりません。

なぜって、あなたの体の不調は、あなた自身がまねいた結果だからです。肩や腰が痛いのも、むくみやたるみも、今のあなたのその体は、あなた自身が長年かけてそうしてしまったもの。

でも、そうやって悪くしたのが自分なら、よくすることだって自分自身の力でできるのです。

不調だからといって、体を動かさないでいてはいけません。痛いからといってじっとしていると、よいところまで弱らせてしまって、体全部を悪くしてしまいます。

体をパーツで見ないでください。私たちの筋肉は手足の筋肉を起点とし、体中につながっています。腰が痛いときは、動かせるところ、たとえば手足を動かすだけでもいいのです。

痛いときは「痛み」をよく聴きながら、「痛み」と相談しながら動かしてください。動かしながら、育てながら、痛みを超えてよくなっていきましょう。

痛くても不満があっても、自分の体をとりかえるわけにはいきません。その体で生きていく以外にないのです。痛いところがあれば、なおさら思いをかけて動かしましょう。体は必ず応《こた》えてくれます。

痛くなったら「ありがとう」と痛みに感謝を

あなたの体は、あなただけのもの。その痛みも、心地よさも、あなたにしかわかりません。常に体へ意識を向けながら生活しましょう。体に意識を向けて動かしていれば、自分の体の変化に気づくもの。どこが弱っているのか、どこが悪いのか……自分で自分の体がわかってくるのです。

この体操を続けていけば、体の変化に敏感になります。動いてみると、「今日はここが痛いな」とか、「何だかいつもと違うみたい」と感じるときがあります。それは体が発してくれるサイン。「もっと体をかまって、もっと愛してよ」そんなことを訴えているのです。これは、とても大切なこと。

目に見える不調が起こる前に、小さな変化に気づければ予防できます。

痛みを感じるということに、感謝してください。

体は「命」そのもの。元気にキレイになる力を、誰もがもっています。諦《あきら》めないで、自分自身でよくしていきましょう。

さあ、困ったときのプラスα《アルファ》・メニューで、あなたの不調を改善しましょう。

困ったときのプラスα・メニュー

肩こりに効果的な体操

Lesson 1

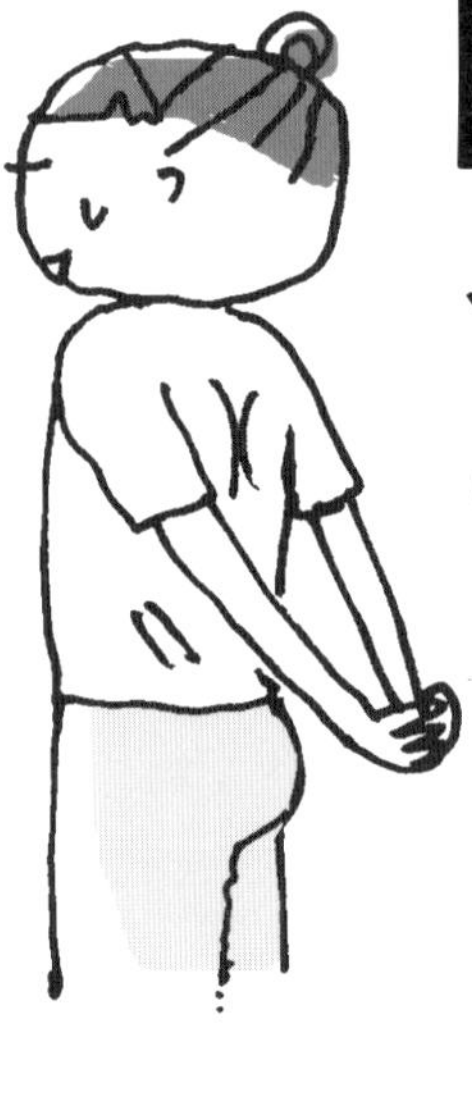

腕の筋肉を育てて、肩や首のこりを解消

病気というほどのことではないけれど、慢性的な肩こりは、体が重たく感じられ、憂鬱《ゆううつ》ですね。体の不調は、これまで自分のしてきたことの積み重ね。とくに肩こりは、日常生活の習慣などが原因になっていることが多いのです。体を動かさずに、長時間同じ姿勢でいることで、肩や首などの筋肉の酸素が不足したり、老廃物が蓄積することによって起こります。

オフィスでデスクワークが多いという人はとくに要注意。仕事だからしょうがないと諦めずに、休憩時間などには体に意識を向けて、適度に動かしてあげるようにしましょう。

肩がこるといっても、肩だけを見ていてはいけません。体はパーツではなく、つながりで見るようにしましょう。

肩の筋肉は腕からつながってきていますので、腕の筋肉を育てることが肩こりの解消に効果的です。また、腕の筋肉は前章でもご紹介したように、肩だけでなく、お腹や背中、腰、お尻までずっと続いていますから、ここの力が弱ってくると、肩こりはもちろん、呼吸や腰などへも影響が出てきます。

では、さっそく動かしてみましょう。

ここでご紹介するのは、腕を回すだけの単純な体操ですが、これまでにもお話ししてきたように、形で動かすのではなく、動かしている部分に意識を向けて感じとることがとても大切です。

あなたは、自分の大切な腕を毎日意識して使っていますか？　そうでもないでしょう。ですからまずは、腕の筋肉を感じることから始めてみましょう。

まず、その場で立ち上がってください。足は少し開きます。そしてお腹を引いて、肩甲骨《けんこうこつ》を下げて、姿勢を正します。

では、右腕を体の前に伸ばし、左手で右の二の腕をつかんでください。そして、右腕のひじを伸ばします。ひじをしっかり意識しながら、腕をきゅーっと伸ばしてみて、「ここがひじだ」としっかり感じてください。

ひじを伸ばすと、つられて肩が動くのがわかりますか？

二の腕もかたくなりますね。この感覚を覚えておいてください。

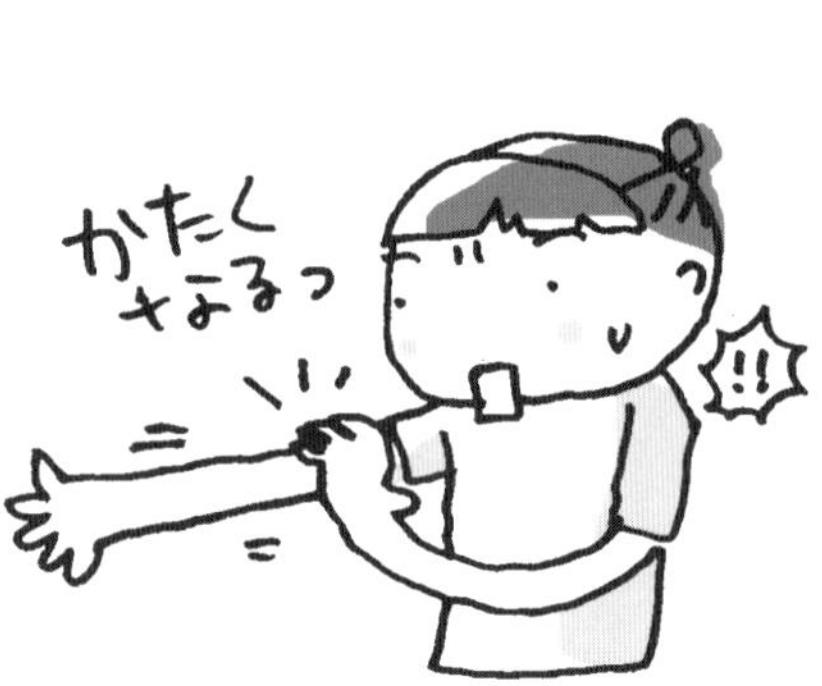

足の力を使って
できるだけ大きくゆっくりと

では、いよいよ腕を回していきましょう。腕は足の力で回していきますから、足の指でしっかり立ってください。足に力が入らない人は、ベーシック・メニューのレッスン2の動きをしてから、腕回しをするとよいでしょう。

きちんと立ったら、ひじを伸ばして両腕を下から上にグーーッと上げます。ほら、これだけ

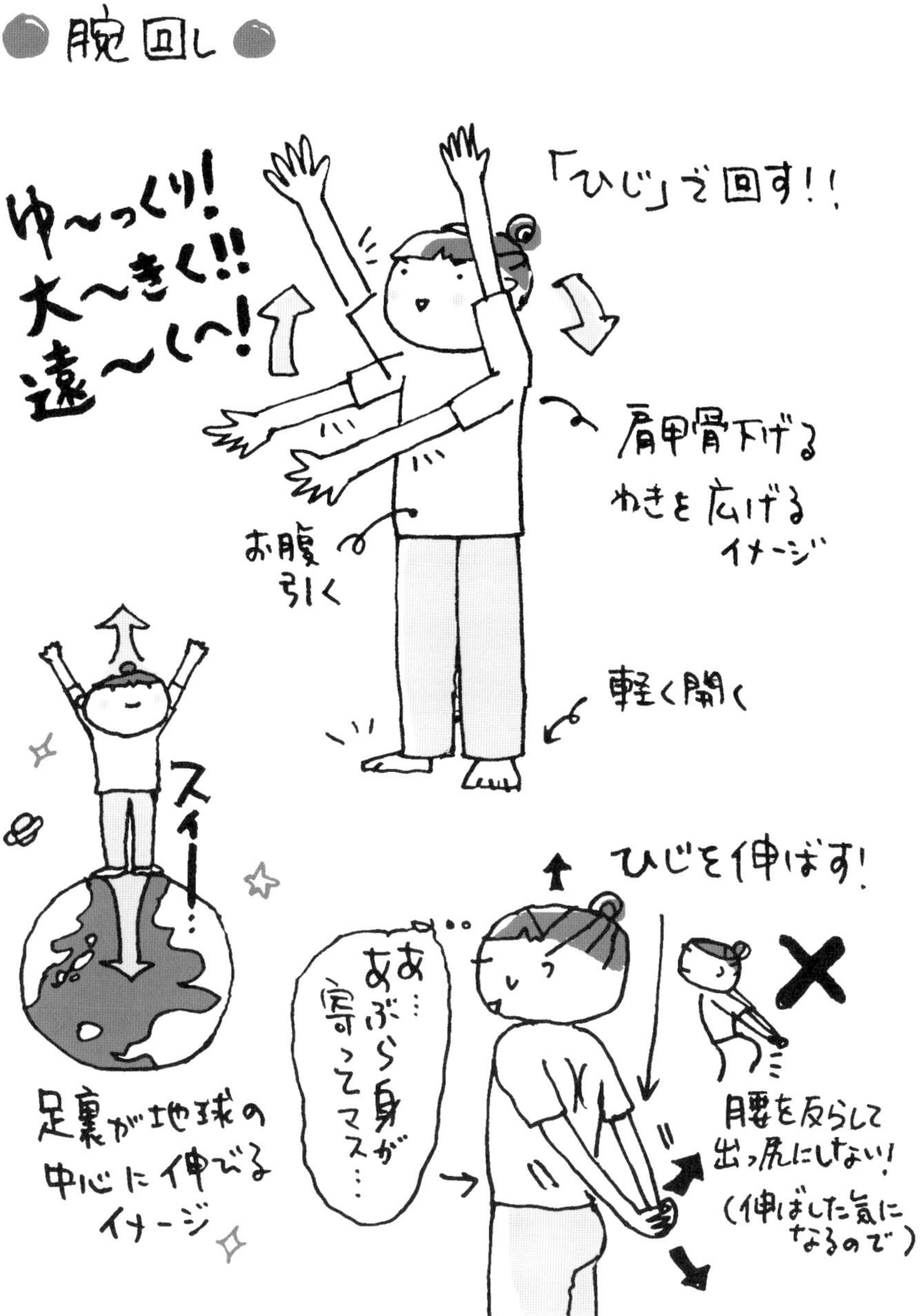
腕回し
ゆ〜っくり!
大〜きく!!
遠〜くへ!
「ひじ」で回す!!
肩甲骨下げる
わきを広げるイメージ
お腹引く
軽く開く
スィー…
足裏が地球の中心に伸びるイメージ
ひじを伸ばす!
ああ…あぶら身が寄ってマス…
腰を反らして出っ尻にしない!
(伸ばした気になるので)

で腰やお腹が引っぱられて、腕の筋肉とつながっていることがわかりますね。

さて、ここでちょっとひざの力をゆるめてみましょう。どうですか？　腕からも力が抜けて、高く上げるのが難しくなるのが感じられるはず。先ほど「足の力で回す」と聞いて、不思議に思った人がいるかもしれませんが、こうして動かしてみると、足と腕がこんなにもつながっていることを、体で感じることができますね。

では、改めて足の裏にしっかり力を入れて立ちます。足裏から、意識が地球の中心へ伸びていくようイメージしてみましょう。足の意識が地面の奥深くに伸びていけばいくほど、腕が高く上がるのを感じてください。

では、そのまま腕をグルッと後ろに回しましょう。このとき、先ほど二の腕を意識した感覚を思い出し、ひじに意識を向けてください。

グルグルと速く回すのではなく、ゆっくりゆっくり大きく回してください。回数が多ければいいというわけではなく、しっかり意識できているかどうかが大切です。ただ回すのと、感じとりながら回すのとでは、効果がまったく違います。おおよその目安としては、一五秒で腕を一回転させるくらいの気持ちで行いましょう。

ひじはできるだけ遠くへ、遠くへ、引っぱられるようなイメージ。ひじで回すようなつもりで回してください。

足の指でしっかりと床を踏《ふ》みしめて、姿勢も正しましょう。お腹を引いて、肩の力を抜いて肩甲骨を下げます。腕は、斜めに開いてしまわないよう、わきを広げることを意識し、できるだけ体の側面にそって垂直に回すようにしてください。わきを広げようとすると、自然と肩も下がりますね。

どうですか？　いろんな筋肉を意識していると、腕回しだけで全身がポカポカしてきませんか？

はい、今度は逆に後ろから前へ回します。ひじを伸ばして、大きく、大きく回します。足でしっかりふんばって、ゆっくりと、大きく、全身の筋肉のつながりを意識してください。

前回し、後ろ回しとも、しっかり腕を意識して使えたと感じたら、最後に後ろで手を組んでください（もし後ろで手を組むのがつらい人は、後ろへ腕を伸ばすだけでもかまいません）。そして、ひじを伸ばします。ほら、ひじを伸ばすと、鎖骨《さこつ》が引っぱられる感じがしませんか？伸ばすときは、腰を反《そ》らさない。腹筋でしっかり腰を支えます。

そのまま後ろで組んでいる手を体から離して上に持ち上げると、胸がスーッと開いていきます。頭は起こして、しっかり前を見ます。肋骨《ろっこつ》を動かす筋肉がよみがえって、呼吸が楽になってきますよ。

この腕の体操は、腕からつながる肩や首の筋肉はもちろん、呼吸をする肋骨を支える筋肉も育てることができます。ひじを意識してしっかり伸ばせば、肩こりだけでなく、気になる二の腕のシェイプアップにも効果的です。

イスに座ったままでもできる運動なので、肩や首がこってきたなと思ったら、仕事の空き時間などに試してみましょう。その場合も、足裏全体をしっかり床につけて行ってください。

困ったときのプラスα・メニュー

腰痛に効果的な体操

Lesson 2

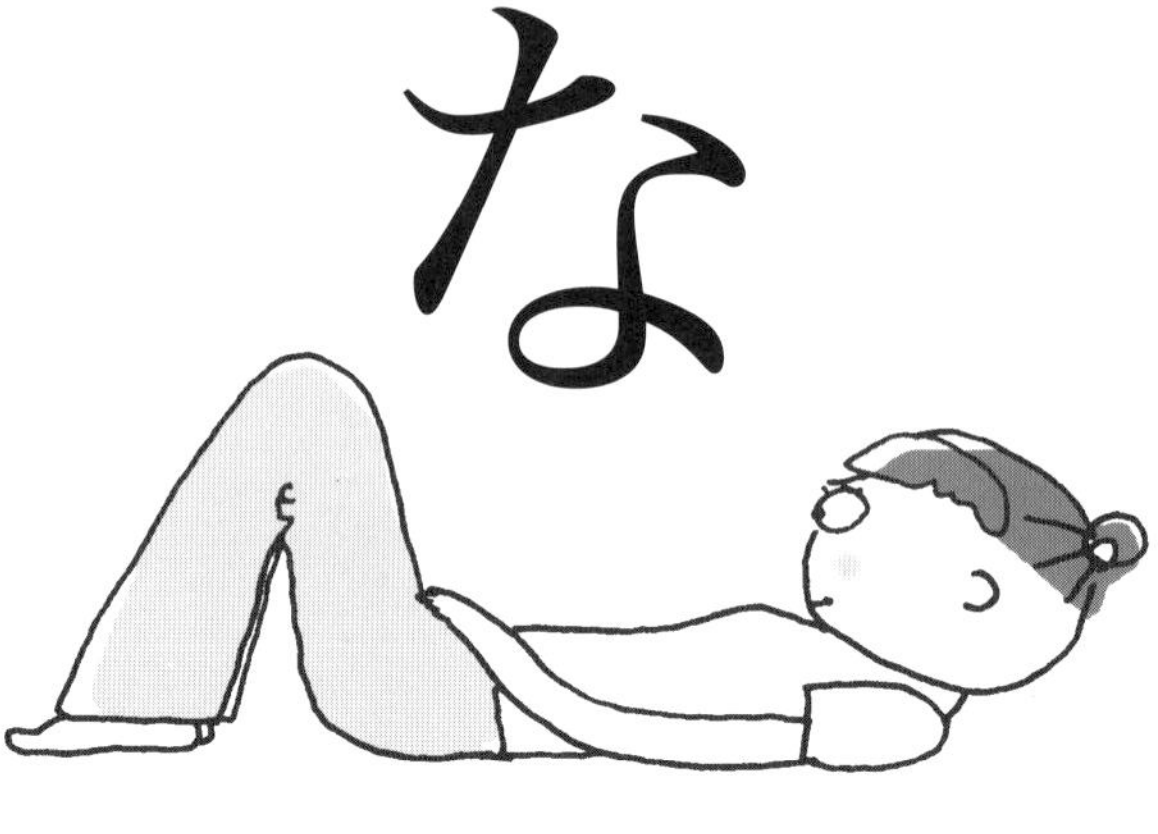

腰とお腹は兄弟のような関係です

腰痛は、背骨の歪《ゆが》みや筋肉の衰《おとろ》えなどから起こります。

ベーシック・メニューのレッスン4でも言いましたが、背骨は一本の棒ではなく、バラバラな二六個の骨が積み重なってできています。そして、この背骨を前から支《ささ》えているのが、腹筋です。腰とお腹は兄弟のようなもの。腹筋が弱ってくると姿勢が悪くなり、背骨にも負担がかかります。すると、腰に痛みが出るのです。

ここでは、腰痛の人でも無理せずに腹筋を育てることのできる運動をしてみましょう。

まず、腹筋を意識することから始めましょう。

この動きは、仰向《あおむ》けに寝てひざを立て両足をそろえて行うのがいちばん効果的ですが、腰が痛くて仰向けになれないときは、立ったままでも、座ったままでもかまいません。無理のない姿勢で行うようにしてください。ただし、どんな姿勢をとるにしても、可能であればなるべく足の裏は、しっかり地面につけてください。

足の裏に力が入らない人は、まず、ベーシック・メニューのレッスン2の足指と足首の運動をしてみましょう。足の指の筋肉は、足首、脚、お尻、腹筋へとつながっていますから、足の指に力をつけることが腹筋を育てることにもつながります。

さあ、足の感覚がはっきりしてきたら、お腹に手をあててみて。

腹筋に感覚がない人は、たるんだお腹をしているはずです。お腹を手でギューッとつまんで、

「この筋肉が毎日、背骨を支えてくれているんだ」と感じてください。脂肪がたくさんついてたるんでいても、これがあなたのお腹。今まで腹筋を意識せずに生活してきた人は、「腹筋さん、ごめんなさい。もっとよくしていこうね」と、体に語りかけてください。体はあなた自身ですから、きっと反応してくれますよ。

形ではなく、どれだけ腹筋を意識できるか

それでは、腹筋を意識して使ってみましょう。手をあてたまま、お腹に力を入れて、おへそが背中についてしまうくらい、ギューッと引っ込めてみましょう。そのとき、足の裏にも力を入れて床をグッと押すようにして。

はい、今度はお腹を前に膨《ふく》らませてみます。普段のゆるんだお腹よりも、もっと出してみて。内臓ごとお腹の中身が出てしまうくらい、グーッと思いっきり、膨らませてください。

この腹筋を引っ込めたり膨らませたりする動きは、ベーシック・メニューのレッスン5でも紹介しましたが、なぜここでもご紹介するかというと、この動きなら、たとえひどい腰痛で横向きに寝るのがやっとという人でも、腰に負担をかけずに腹筋をしっかり使うことができるからです。痛くてもできることや、動かせる場所を探して、自分で動かしてよくしていきましょう。とにかく動かすことが大事です。

さて、仰向けになることのできる人は、その後、つづけて腹筋を行いましょう。ただし腰痛

おへそを見る腹筋

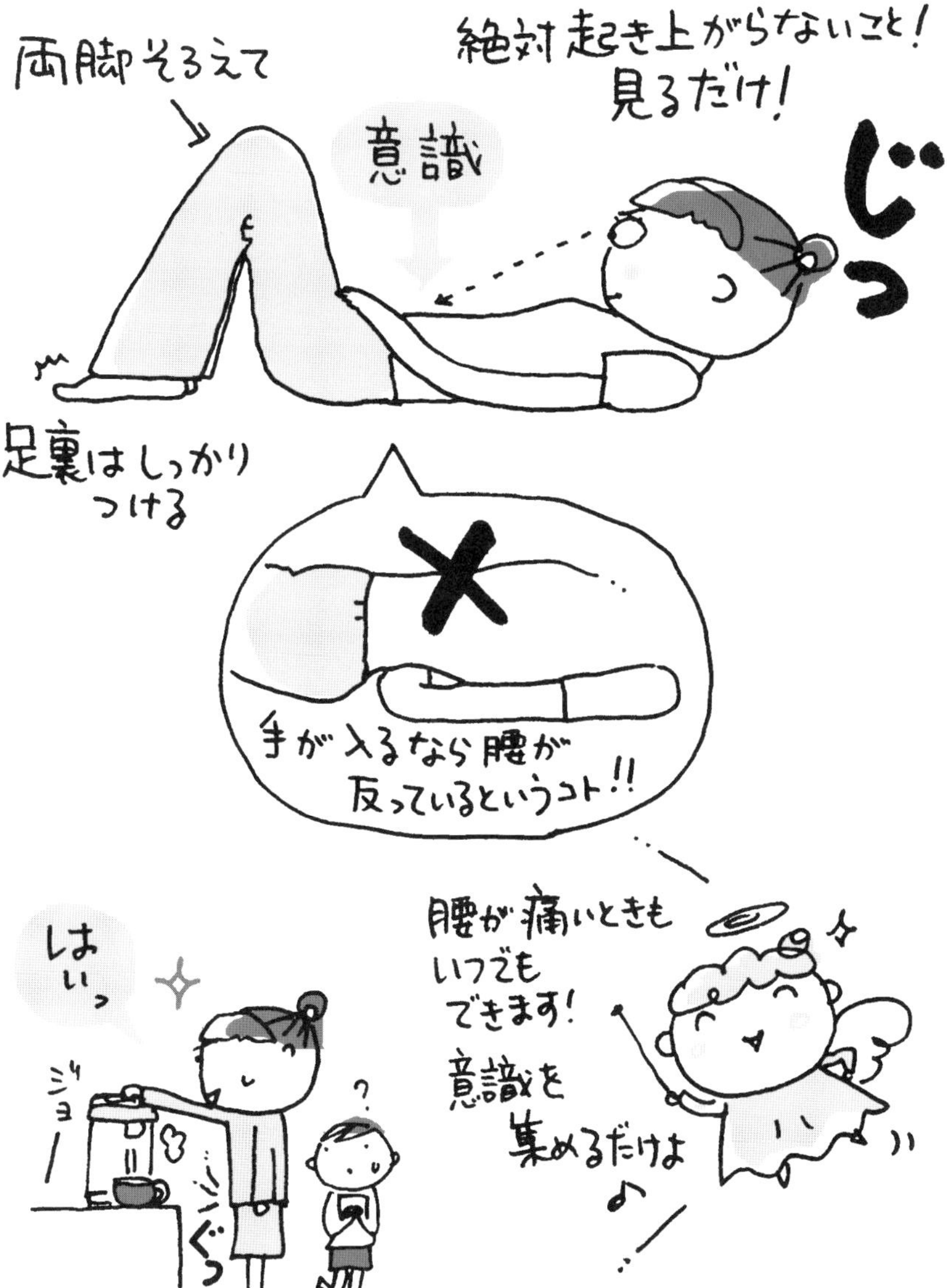
両脚そろえて
意識
絶対起き上がらないこと！
見るだけ！
じっ
足裏はしっかり
つける
手が入るなら腰が
反っているというコト!!
腰が痛いときも
いつでも
できます！
意識を
集めるだけよ
♪
はいっ
ジョー
ぐっ
?

つらいなら、足指を触るだけでも！
刺激
あうあう

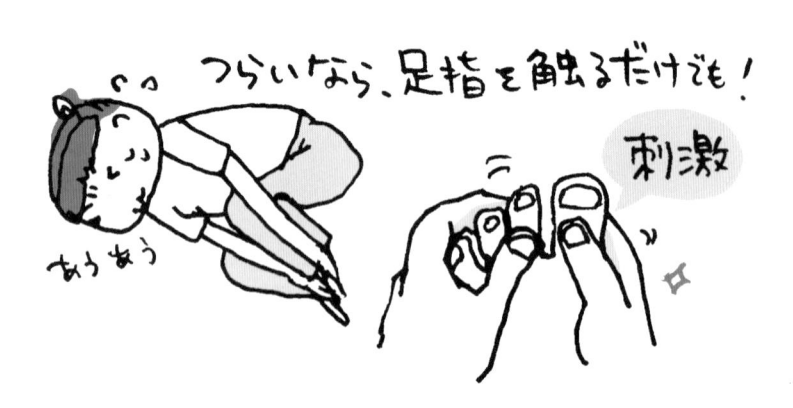

の症状が出ている人は、一般的な腹筋ではなく、これからご紹介する、起き上がらずに行う「おへそを見る腹筋」をしてください。

腰に負担がかかるので、腰は絶対に反《そ》らさないこと。仰向けで腰の下に手を入れてみて、手がスッと入るようなら腰が反っていることになります。お腹を引っ込めるように意識して、腰をグッと床へつけてください。ひざも立てて、足の裏をしっかり床につけます。

この腹筋も、ほかの体操と同じように、形ではなく、どれだけ意識できるかが大切です。頭を持ち上げて腹筋の形をするのではなく、目線をおへそへ向け、腹筋を意識するだけでいいのです。

おへそを見るだけで、そこに意識が集まり、お腹のまわりの血行がよくなります。血行がよくなれば、腰の痛みもしだいに改善されていきます。血液がよくしていってくれるのです。見ること、意識するということは、これだけすごいことなのです。

腰が痛いと、ちょっと動くのでも面倒になりがちですね。でも、痛いからといって、動かずに体をほったらかしにしていては、腰だけではなく、体全体が弱っていってしまいます。

腰が痛いからといって、腰を動かす必要はありません。見たり、触ったりして、「意識すること」が大切なのです。

たとえば、先ほども述べたような、腰へつながっていく足の筋肉を育てるベーシック・メニューのレッスン2の運動や、あるいはそれもつらい場合は、足の指を触るだけでもいいのです。これなら腰に負担をかけずにできそうですね。立ったままでお腹に意識を向けるだけなら、仕事の行き帰りの電車の中や、オフィスでも実践できます。

痛いときは無理をせずに、ただし、動かせるところは動かしながら、ゆっくりゆっくり体を育てていきましょう。

困ったときのプラスα・メニュー

頭痛に効果的な体操

Lesson 3

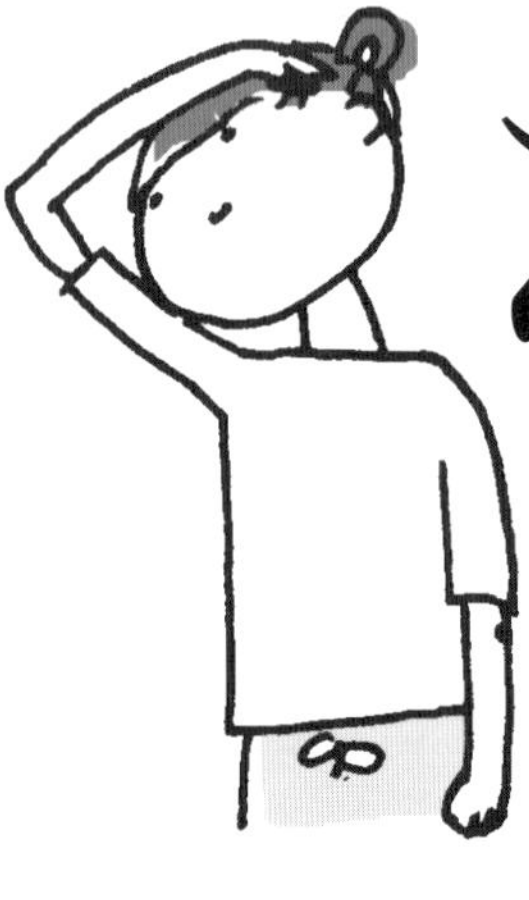

首の筋肉を育てて、頭痛を解消

一般的に「頭痛持ち」と言われる慢性的な頭痛は、脳腫瘍《のうしゅよう》やクモ膜下《まくか》出血《しゅっけつ》など、脳の病気の初期症状として急激に起こる頭痛と違い、命に危険があるというわけではありません。けれども、日常生活をおくるうえではとてもつらいものです。

慢性的な頭痛にもいくつかの種類がありますが、首や肩の筋肉が緊張し、血行が悪くなることによって起こる頭痛に、緊張性頭痛があります。これは長時間の同じ姿勢でのデスクワークや、ストレスなどによる体の緊張が原因で起こりますから、仕事中でも空いた時間に適度に体を動かし、心身ともにリラックスすることが大切です。

レッスン3では、こうした緊張性頭痛に効果的な、首の筋肉を育てる体操をしていきましょう。

頭の重さはおよそ七キログラム。この重い頭を毎日支《ささ》えているのが首の筋肉です。首は八種類もの筋肉が集まってできています。一本の太い筋肉ではないのです。たくさんの筋肉が集まってできていることで、回したり、傾けたり、振ったりと、さまざまな細やかな動きができるのです。

首の筋肉の中でも後頭部側の太い筋肉は、生命を維持するための大切な脳を守ってくれています。首は私たちが生きていくうえで、とても重要な役割を持っていることがわかりますね。

ですからここが弱ってくると頭を支えきれなくなり、頭痛はもちろん、肩こりや腰痛もまねきます。逆にいえば、首の筋肉を育てることで首や肩の血行がよくなり、頭痛をはじめ、肩こりや腰痛などの症状も緩和されるのです。そして首の筋肉はもちろん、首の骨も育っていきます。

背中と首のつながりをよく意識しながら

ではまず、肩幅に足を開き、足裏全体でしっかりふんばって立ってください。そして姿勢を正します。

腰を反《そ》らさないようにお腹を引いて、肩甲骨《けんこうこつ》をほんの少し下げます。すると背筋が伸びて正しい姿勢になります。頭が体の中心にきちんと乗りました。正しい姿勢をするだけで、首が少し長くなったような気がしませんか？

では、手のひらを開いて、両手を胸の上に置きます。その姿勢で口をしっかりむすんで、ゆっくり上を向きます。手は胸にあてたままで、少しずつ上の方へあごを引っぱりあげていくイメージです。

「ウーーーン」とあごを上へ向けると、胸の筋肉も一緒に引っぱられていきますが、胸は手を使って、下へ引き下げるようにします。首の力は抜かないようにしてください。

あごと手で、しっかり首の前の筋肉を引っぱりあったら、そのままあごの向きを変えます。

あごを右に向け、同様に首の右斜め前をあごと手で引っぱりあって伸ばします。こんな首の

首を育てる体操

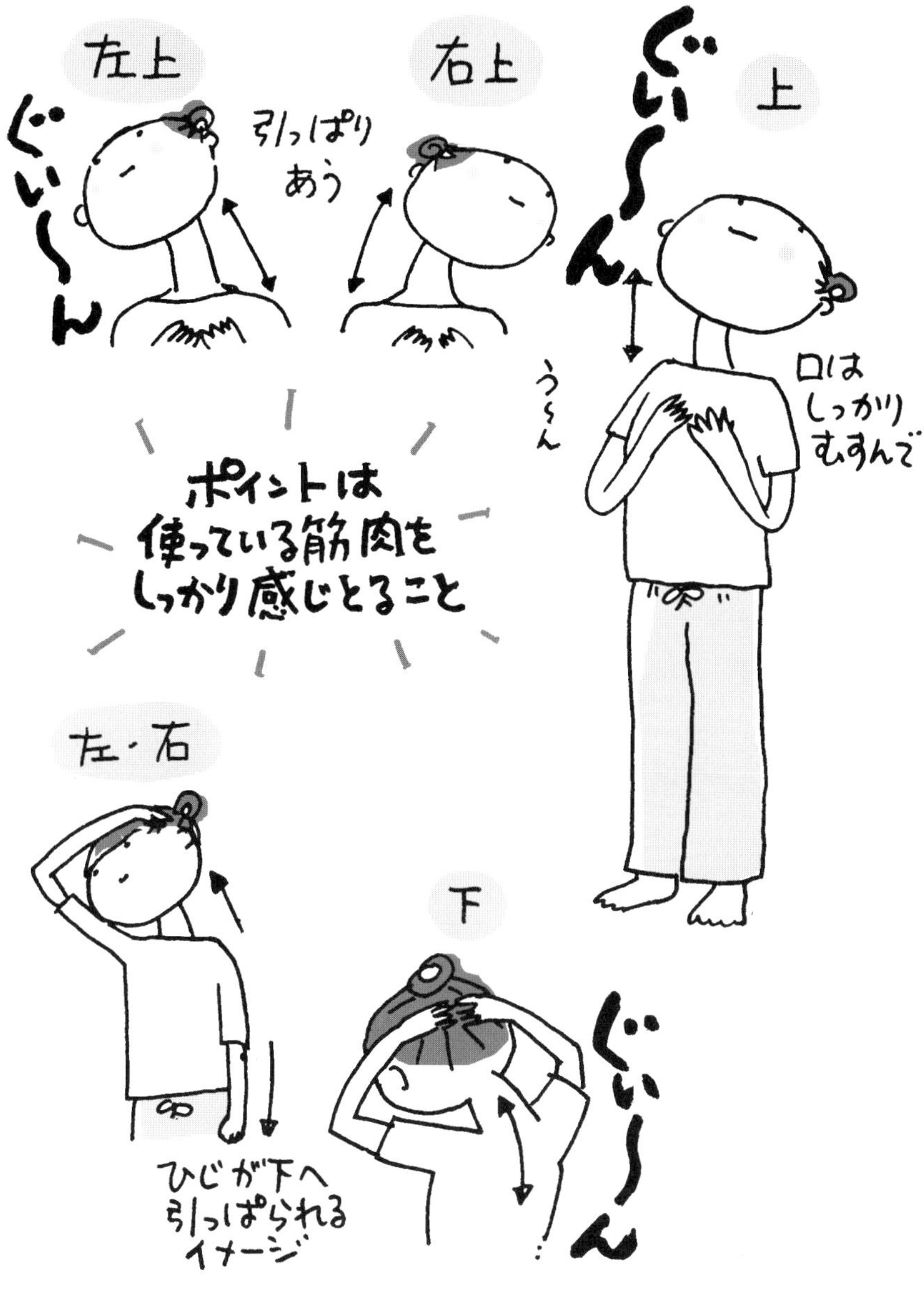

左上
ぐい〜ん
引っぱりあう
右上
ぐい〜ん
上
う〜ん
口はしっかりむすんで
ポイントは
使っている筋肉を
しっかり感じとること
左・右
ひじが下へ引っぱられるイメージ
下
ぐい〜ん

斜め前の筋肉など、意識したことがない人の方が多いかもしれませんね。でも、あなたの体の中のどの筋肉も、どの部位も、それはすべて「あなた自身」。この体操は、見失っている自分自身と出会う体操でもあります。しっかり動かして、感じてください。

では、次にあごを左に向けて同様に左斜め前を伸ばします。胸の筋肉とあごの筋肉で引っぱりあうのをよく感じましょう。

首の筋肉は、これだけ重い頭を支えていますので、体全部につながっています。ですから首が弱ってくると、体全体の筋肉も弱っているということになります。頭痛や肩こりが出たら、体全体が弱っているかもしれないと思って、よく体を動かして点検してください。

血行がよくなるので美肌効果も！

今度は、下を向く動きです。頭の後ろに手を組んでください。そして、やはり姿勢は先ほどと同様に。腹筋を意識してお腹を引っ込めて、肩甲骨を下げて、背筋を伸ばします。足裏全体でふんばるように、しっかり立ってください。

そして、手のひらで頭を下にグーーッと押していきます。肩甲骨は下がっていますか？　肩甲骨を下げると、しっかりと首の筋肉を引っぱりあえるだけでなく、胸も開きます。胸を開いたままで、顔を床の方へ向けていきます。目はしっかり開いて、床を見ます。お腹を引いて、ググッーとゆっくり頭を下ろしていくと、首から背中、腰までの筋肉のつながりを感じられますね。

はい、そのままあごの位置を変えて、右斜め後ろ、左斜め後ろの筋肉も伸ばします。背中の筋肉と首のつながりをよく感じてください。

次に頭を右へ動かしてみます。右の手のひらを左の耳の上あたりにあてて、そっと右へ引き寄せます。お腹を引いて、腰が反らないように意識してください。左肩を下げることで、首と肩の筋肉が引っぱりあうのがわかります。左腕を伸ばして、ひじが下へ引っぱられるように意識すると、よく伸ばすことができますよ。同様に左へも動かします。

この動きでは、常に口はしっかり閉じて、目を開いていることがポイントです。胸と首、背中と首の筋肉のつながりをしっかり意識しながら行いましょう。

さらに、日々の生活でも、しっかりものを噛《か》むことで、首を育てることができます。首の筋肉は口へもつながっているからです。柔らかいものばかりでなく、かたいものをよく噛んで食べるようにしましょう。

口の筋肉は目や耳へもつながっていますから、しっかり噛むことで、視力や聴力も育っていきます。

顔の筋肉が育つことで、血行がよくなり、美肌、小顔効果も期待できます。

困ったときのプラスα・メニュー

生理痛に効果的な体操

Lesson 4

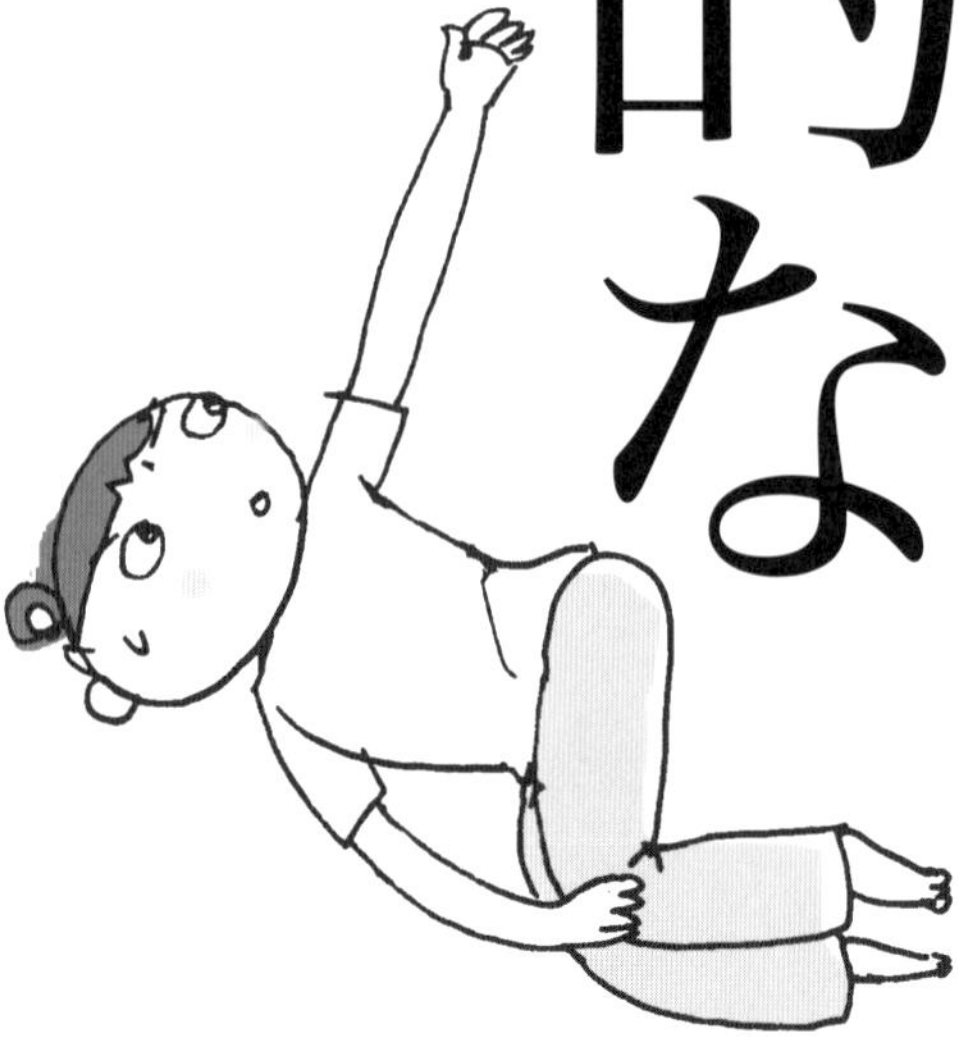

骨盤《こつばん》まわりの筋肉を育てることで、生理痛を予防・改善

生理痛は、月経を促《うなが》すために子宮が収縮することによって起こる痛みです。誰にでも多かれ少なかれあるものですが、血行が悪くなったり、ストレスなどによって、痛みがひどくなることがあります。

生理痛には、骨盤《こつばん》や腰、お腹の血行をよくする運動が効果的です。

予防のためには、痛みが出てから対処するよりも、普段から腹筋を育てておくことが大切です。生理痛がひどい人は、前章で紹介したベーシック・メニューの中でも、とくにレッスン5の腹筋の体操を意識してしっかり行うようにしてください。

腹筋を育てることで、骨盤のまわりの筋肉が育ちます。すると、骨盤のまわりの血行がよくなって、ホルモンバランスが整えられ、生理痛が予防・改善されていきます。

さて、ここでは腹筋を中心に、腰、お尻、背中、脚などの筋肉を育てる運動をご紹介しましょう。ウエストをねじる動きです。

まず、仰向《あおむ》けに寝て、両脚のひざを曲げて胸に抱えます。そのまま右側に倒れたら、右手でひざを押さえ、上半身を左側へねじります。

左手をひじから真横へ引っぱられるような意識で伸ばし、可能なら左肩も床につけます。首は左側へ向け、目は閉じないで、左手の先を見るようにします。

おへそを引いて腹筋を意識し、背伸びをするようなイメージで、上半身と下半身をしっかり

●ねじる体操●

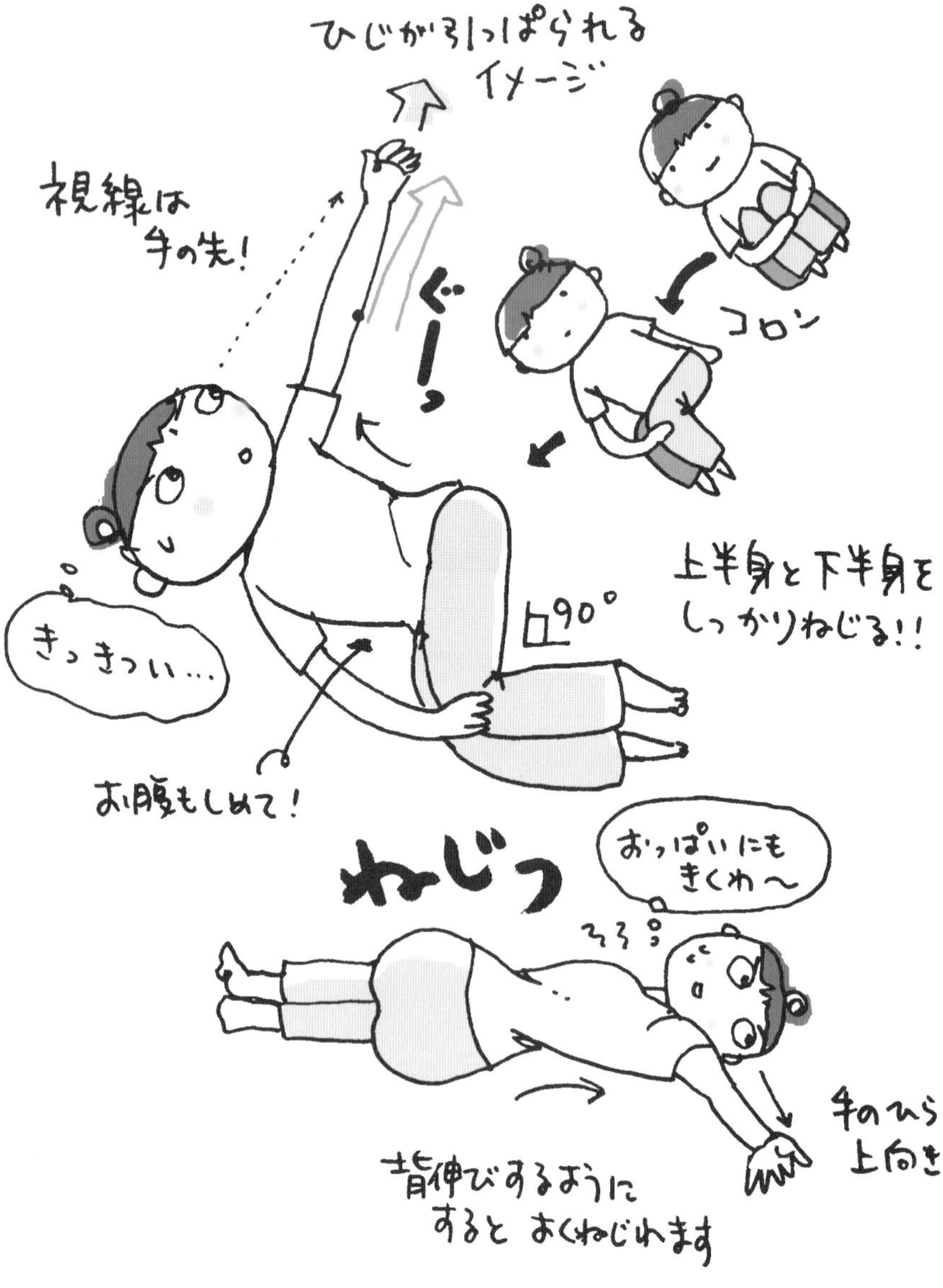

ひじが引っぱられるイメージ
視線は手の先！
ぐーっ
コロン
上半身と下半身をしっかりねじる！！
90°
きっきつい…
お腹もしめて！
ねじっ
おっぱいにもきくわ〜
手のひら上向き
背伸びするようにするとよくねじれます

ねじります。左肩は床につけようとしますが、腰は立てたままで、ベタッと寝ないようにしてください。そしてウエスト部分がねじれているのをよく感じましょう。

逆側も同様に行います。

このねじる動きは、生理痛に効果があるだけでなく、腸の調子も整えてくれますので、便秘や下痢などのときにも試してみてください。

また、腹筋だけではなく、ベーシック・メニューのレッスン2の「足」や、3の「脚」を育てる体操もしっかり行って、「足・脚」からも骨盤のまわりの筋肉を育てていきましょう。

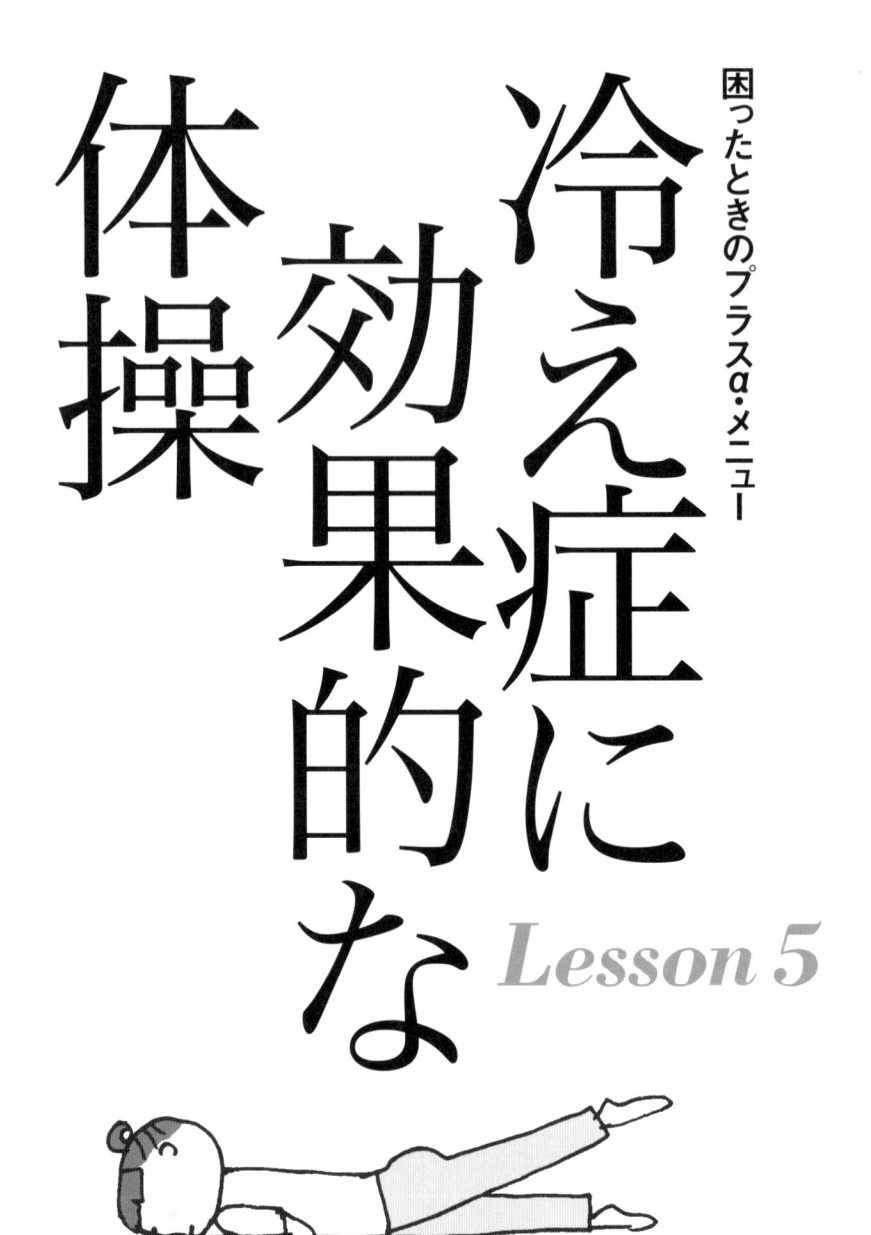

Lesson 5

困ったときのプラスα・メニュー

冷え症に効果的な体操

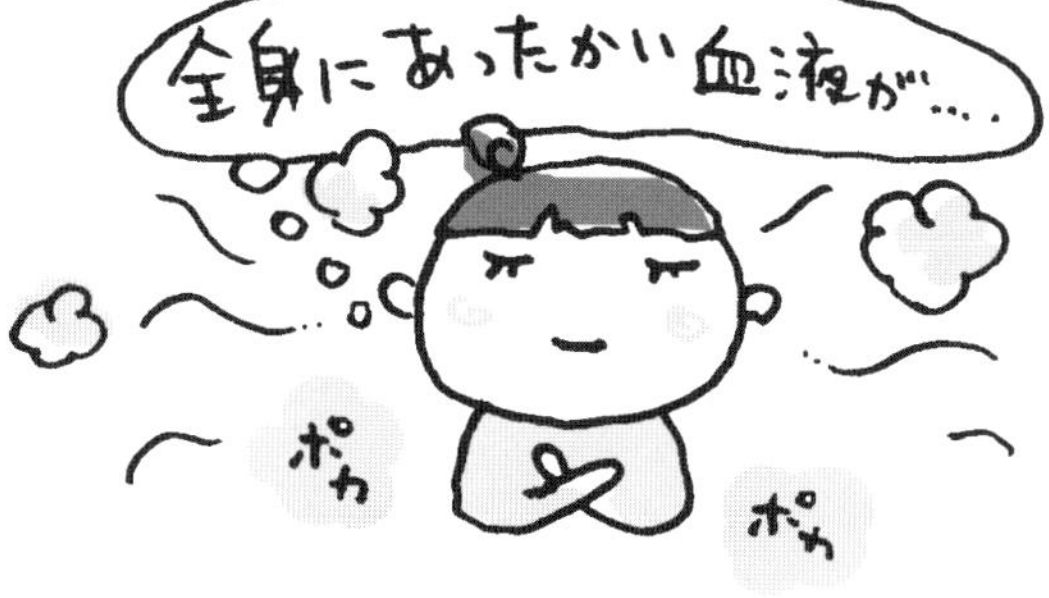

冷え症の改善には、血行のよくなる体操を

冷え症で悩んでいる女性って、とっても多いですね。冷え症の人は血液やリンパの流れが悪くなって、体のバランスを崩しやすいのです。ほうっておくことで、頭痛や肩こりをはじめとする体のトラブルが出てくることもあります。

冷え症は、血液の流れが滞《とどこお》ることから起こります。男性に比べ、女性に冷え症が多いのは、血管が細いうえにポンプの役目となる筋力が弱いことや、体温調節をする自律神経が女性ホルモンと密接な関係にあるため乱れやすいからとも言われています。無理なダイエットも原因のひとつです。エネルギー不足による体温低下が冷え症をまねきます。

冷え症を改善するには、血行をよくすること。血液が体温です。

意識するだけでも血行はよくなります。たとえば、「足の指」と思っただけでも、足の指に血液が流れ込みます。「全身にあったかい血液が流れている」というふうにイメージすると、思うだけで体があったまってくるものです。意識するということは、こんなにもすごいこと。ですから、体操するときはいつも、「意識する」ということを頭に入れて動きましょう。全身に意識を向ければ全身の血行がよくなり、ポカポカになります。

ここでは、とくに全身の血行がよくなる体操をしてみましょう。

まず、うつぶせになります。手は頭の横に置きます。

その姿勢で右脚を付け根から持ち上げます。ただし、「持ち上げる」というよりは、「まっすぐ、遠くへ伸ばしていく」というイメージで、ひざを伸ばして、足先の方向へグーーッと脚全体を伸ばしていきましょう。このとき、腰が反《そ》らないよう、注意してください。腹筋を意識してお腹を引っ込めるようにすれば、腰は反りません。

もし、今あまり高く脚が持ち上がらなくても、何回か動かして腰やお尻の筋肉に力がついてくると、脚をすっと持ち上げられるようになりますから、諦めずに続けましょう。

脚を伸ばしていくと、自然に右側の肩、胸、腰、お尻の筋肉が全部、ずーっと足先の方に向けて伸びていきます。

続けて、そのまま右脚でゆっくり円を描きましょう。足先ではなく、股関節《こかんせつ》を意識し、股関節を動かして脚を回すつもりで。左右に広がった楕円《だえん》になりがちですが、極力《きょくりょく》キレイな円が描けるよう意識で回しましょう。

足先で回すのと、股関節で回すのとでは、意識する場所が違うだけですが、まるで違う感覚・動きになります。試しにやってみていただくとよくわかると思いますが、必ず、股関節に意識を置いて脚を回すようにしてください。逆側の脚も同様に行います。

この動きは、脚からお尻の筋肉を育てますから、ヒップアップにもとても効果的です。筋肉のつながりをしっかり意識しながら動いてください。キュンと引き締まった魅力的なヒップを思い描きながら動かすと、そういうヒップになっていきます。

うつぶせで脚回し

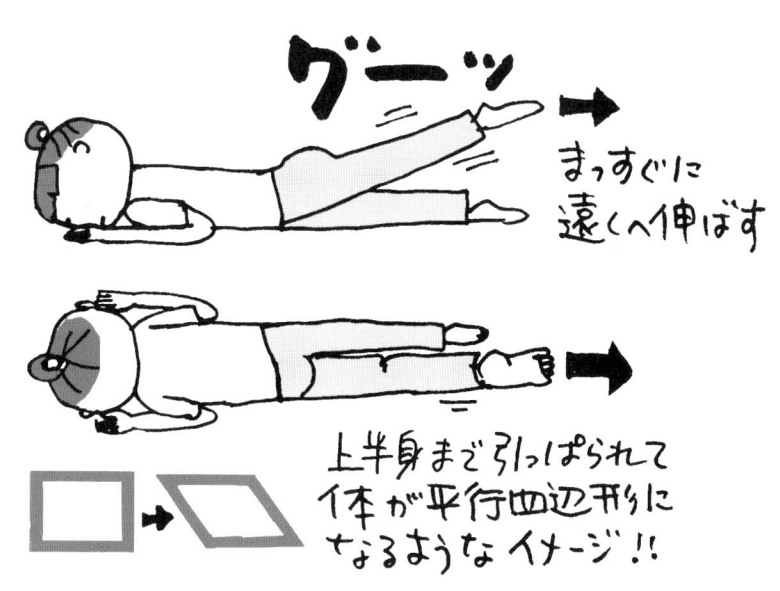

まっすぐに
遠くへ伸ばす

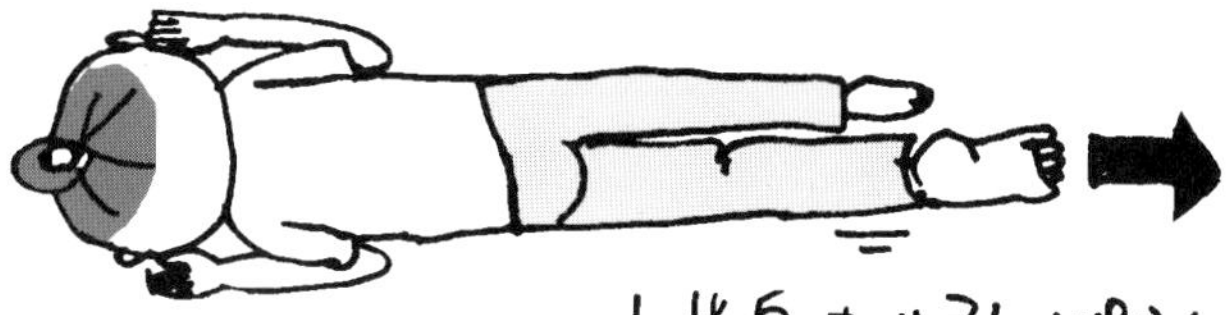

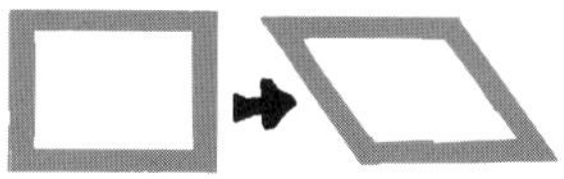

上半身まで引っぱられて
体が平行四辺形に
なるようなイメージ!!

ゆっくり円を描く

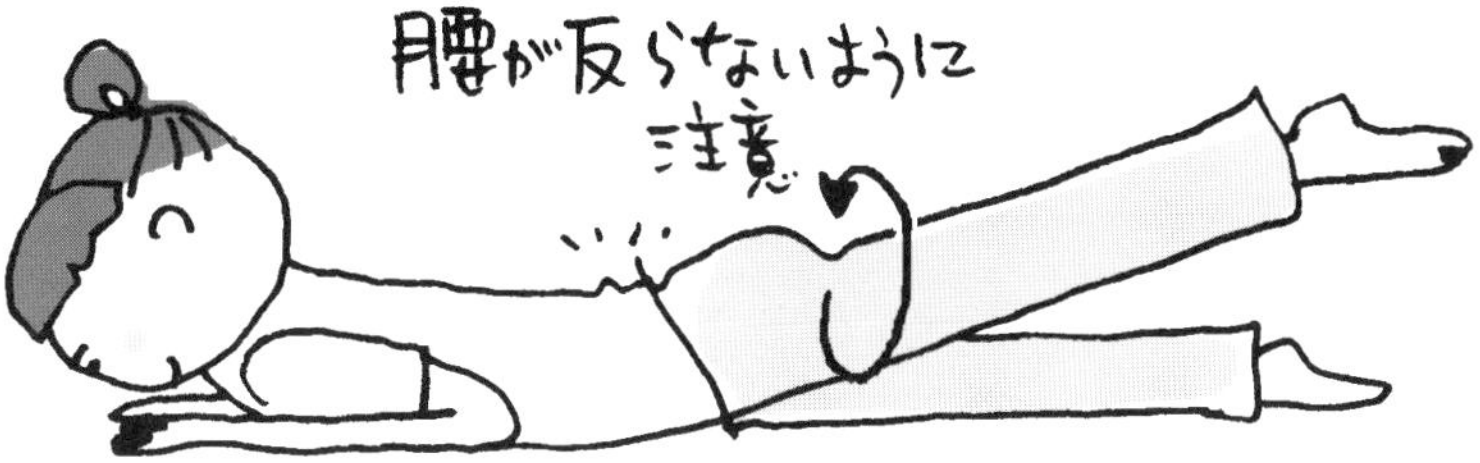

股関節で
回すつもりで!
なるべく正円をめざす

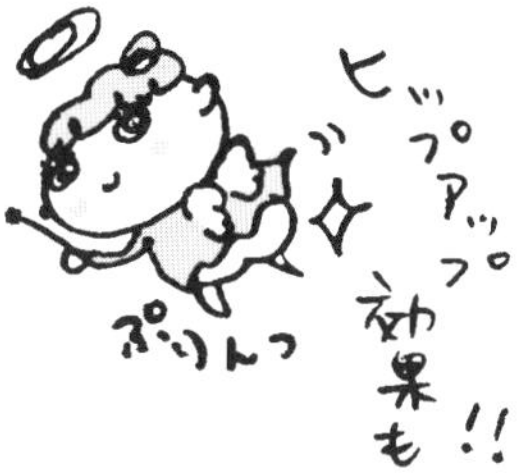

困ったときのプラスα・メニュー

不眠症に効果的な体操

Lesson 6

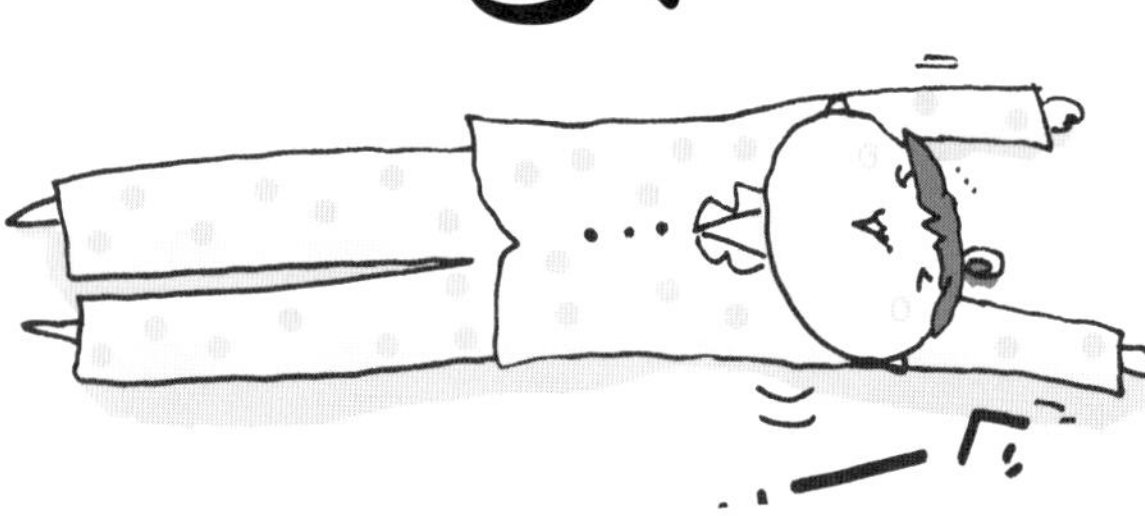

眠れないのは筋力が落ちている証拠!?

不眠が続くと、頭が重かったり、集中力が低下したり、イライラしたり……。仕事はもちろん、日常生活にも支障が出てきてしまいます。

実は、眠れないのは筋肉が減っている証拠なのです。私たち人間は、寝るためにも、ずいぶん体力が必要なのです。筋力がないと、ちゃんと寝て、ちゃんと起きるというメリハリがつけられません。

また、不眠には、ストレスなど精神的な要因が理由の場合もありますが、心と体はつながっていますので、体に意識を集中して動かすことで精神的な悩みも軽くなります。

体を動かすと心も元気になっていくのです。

不眠には、とくに寝る前に体を軽く動かしてリラックスすることが効果的です。就寝前にふとんやベッドの上に仰向《あおむ》けに寝ころがって、これから紹介する動きをしてみましょう。

まず、両手を頭の上にまっすぐに伸ばします。そして、体をゆすりながら、首の骨、肋骨《ろっこつ》、背骨、手足など、頭から足先まで、すべての骨と骨の間を空けていくようなイメージで、思いきり伸びをします。

筋肉をすべて使って全身で充分に伸びたら、次の瞬間、はーーっと全身で脱力して体を緩《ゆる》めます。

これを何度か繰り返すと、そのままストンと眠りに落ちることも。

全身で伸びて、脱力!

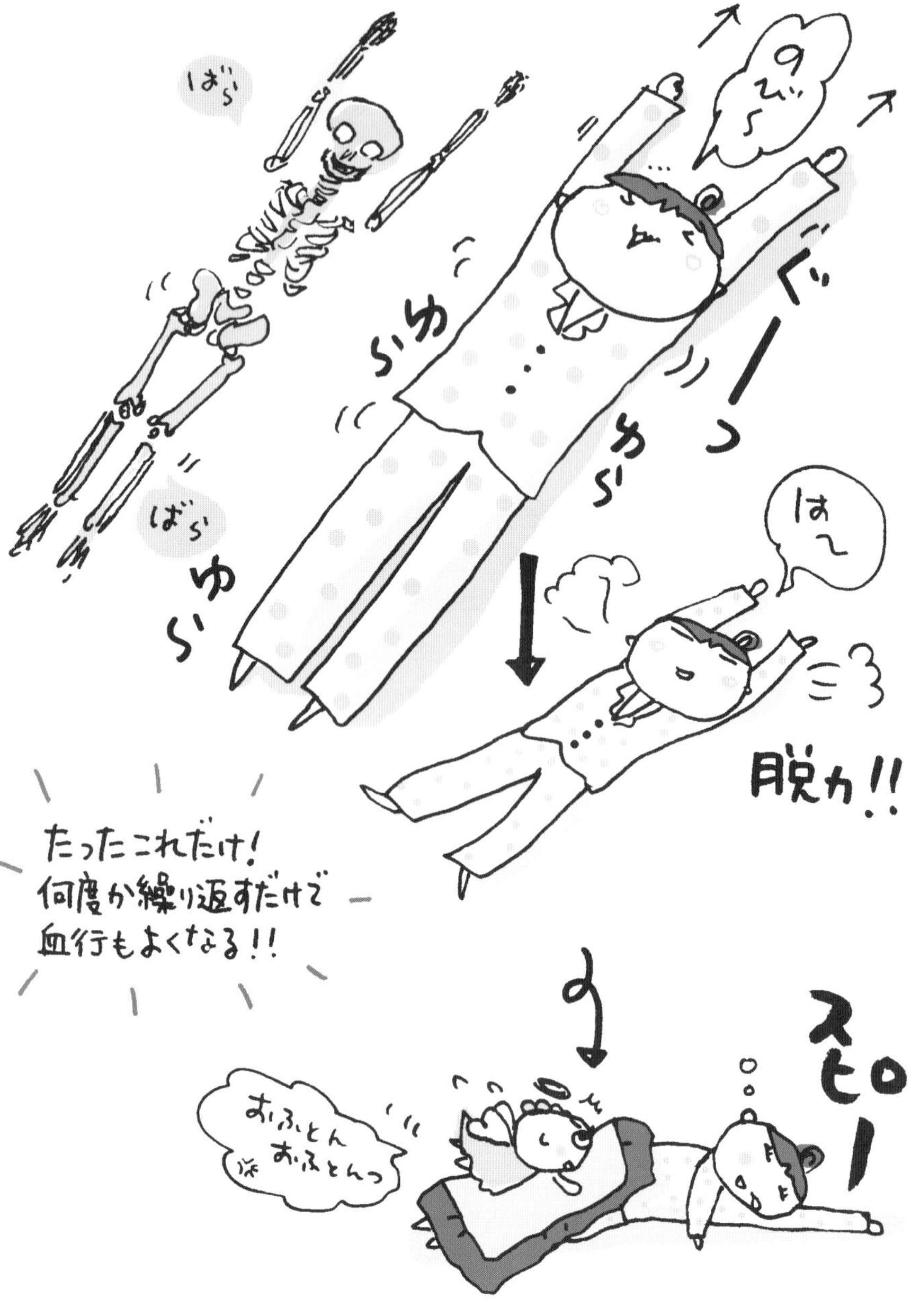
ばら
のびら
ゆら
ぐーっ
から
ばら
ゆら
はへ
脱力!!
たったこれだけ!
何度か繰り返すだけで
血行もよくなる!!
スピー
おふとん
おふとんっ

たったこれだけの簡単な体操ですが、しっかり意識して全身の筋肉を使うことで、日中の体の歪《ゆが》みも解消され、血行もよくなって全身ポカポカになりますので、寝付きがよくなるだけでなく、眠りも深くなります。

また、不眠症を予防するためにも、日頃から眠るための筋力をしっかり育てるようにしましょう。ベーシック・メニューのレッスン1〜5の運動を毎日かかさず行うようにしてください。

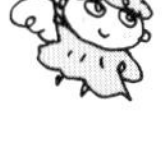

付録

各レッスンの動き&ポイント

本書で紹介している
「ベーシック・メニュー」「困ったときのプラスα・メニュー」
それぞれの動きとポイントをまとめました。

体は、あなた自身。
体操を行う前に、まず自分の全身を鏡に映して、
弱っているところがないか、
よく見て触って確認してください。
そして、毎日、体を動かして、感じて、意識を向けましょう！

「魔法の指」になるための7箇条(p.30)

1 動かす部分を意識する

2 頑張らない

3 形にとらわれない

4 回数にこだわらない

5 常に目を開いて、自分の姿勢や状態をしっかりチェック

6 呼吸を止めない

7 動きやすい服装で

ベーシック・メニュー
p.32

Lesson 1
手を育てる

手の「パー」

①足を肩幅くらいに開き、足裏をしっかり床につけて立つ。

②両手をじっくり見ながら、思いきり力を入れて指を開く。

③指の間が均等になるよう意識。

指を一本ずつ折る

①ひじを伸ばしたまま、親指の付け根に向けて人差し指から小指まで、一本ずつ順に折る。
開いている方の指先を、もっと開こうと意識する。

手の「グー」

①親指を中にしてしっかり握る。
すべての指先に力が入っているかどうか一本一本確認を。

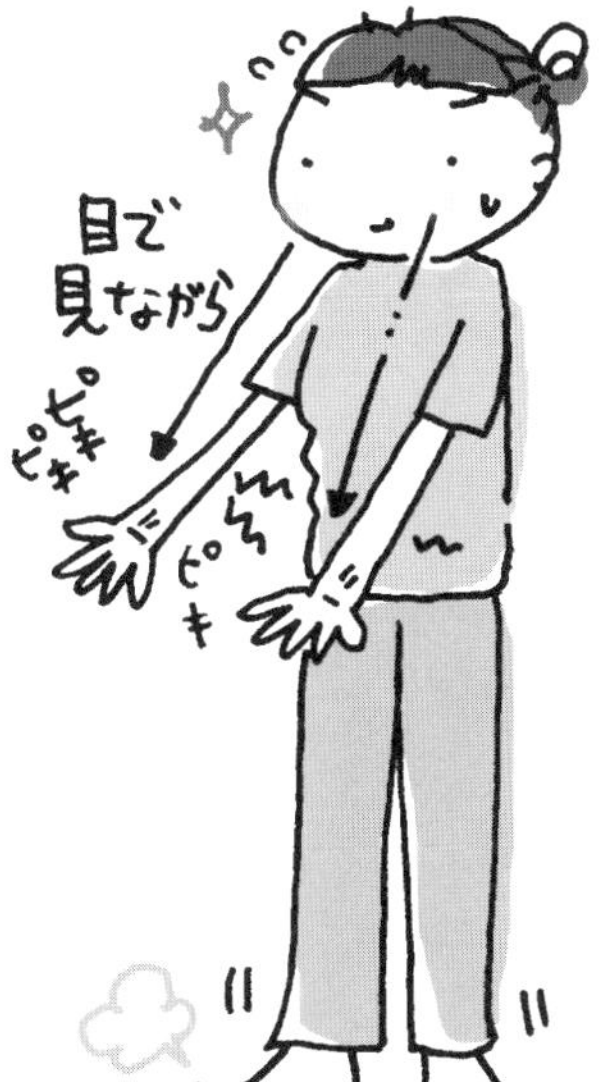

ベーシック・メニュー
p.42

Lesson 2
足を育てる

足裏をよく見て、触る

①指先からかかとまで、しっかり見て、触って、刺激を与える。

足の指の「グー」「パー」

①両脚のひざを伸ばして座り、足首をＬ字に折る。

②両足の指すべてで「グー」。

③次に、思いきり「パー」。

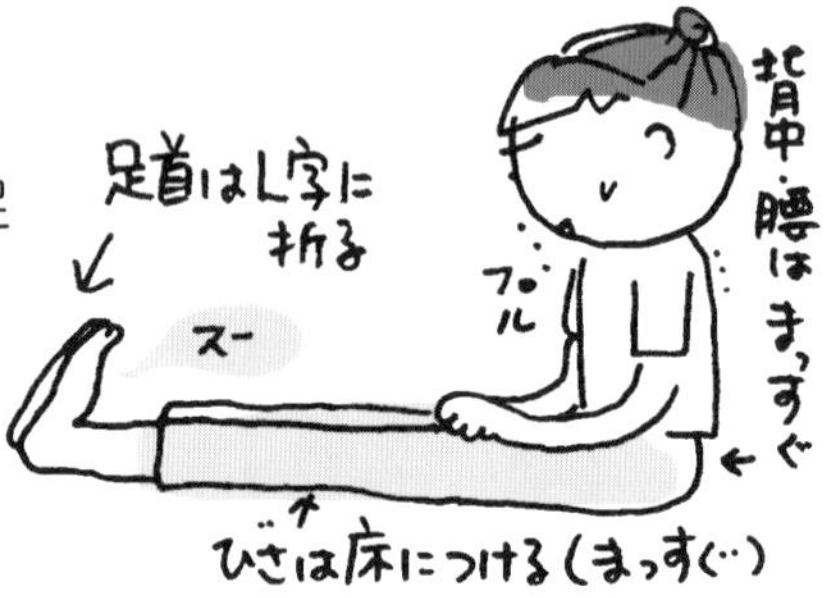

足と手の指で握手

①足と手の指を、しっかりと深く組んで握手。

②手足両方の指でしっかりと握りあう。

握手で足首回し

①握手したまま足首を回す。手はお手伝い。
内回り、外回りとも、足首自身で、できるだけゆっくり、大きく回す。

②逆側も同様に。

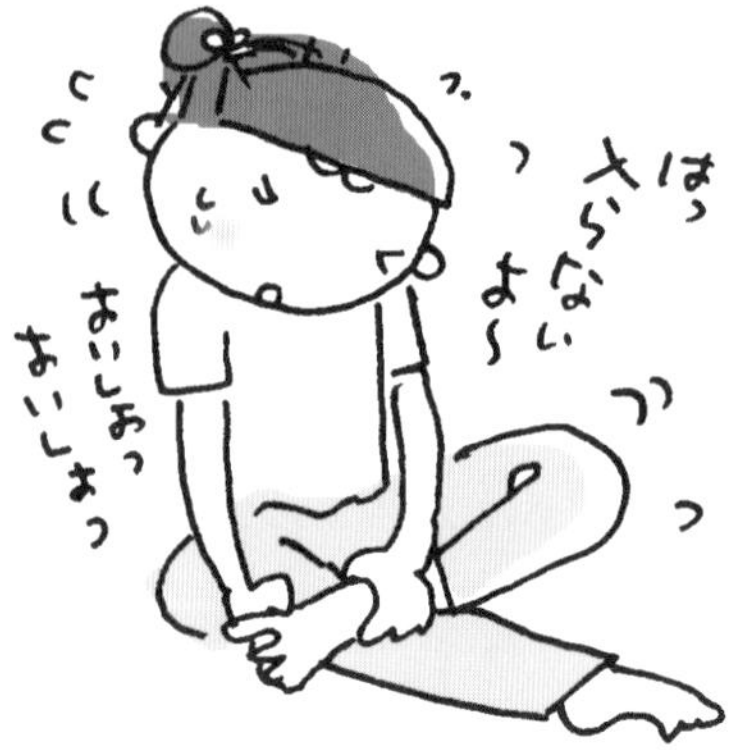

ベーシック・メニュー
p.56

Lesson 3
脚を育てる

開脚

①正しい姿勢で座り、無理せずできる範囲で両脚を開く。
②ひざから脚の付け根まで、脚の内側を手で触ってしっかり意識。
③体重を前にかけ、脚の内側に意識を向ける。

骨盤を動かしてみる

①その姿勢のまま体を左右にゆすって、痛みや感じ方から、下半身を中心に体をチェック。

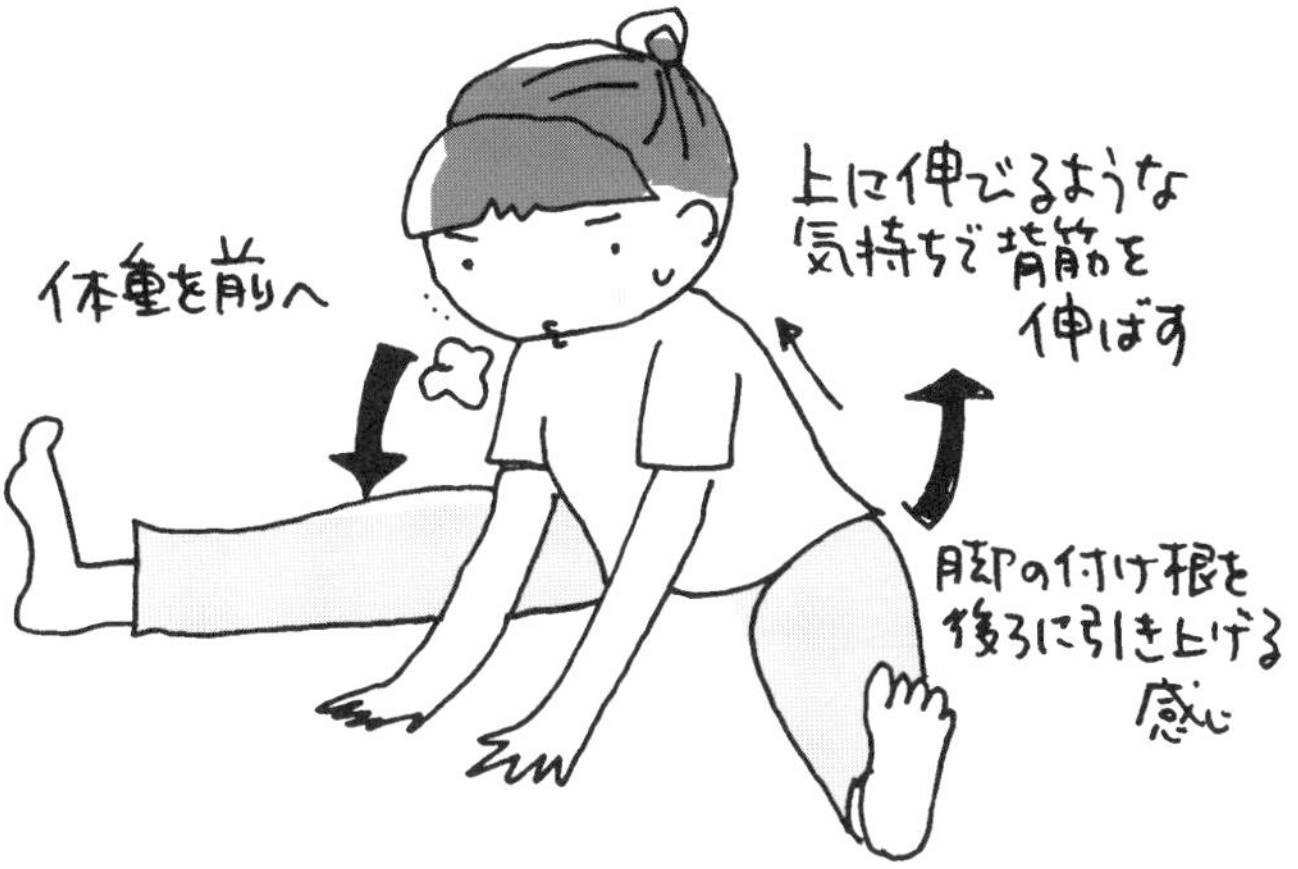

ベーシック・メニュー
p.66

Lesson 4
腕を育てる

四つん這い〔外回り〕

①脚をそろえて四つん這いに。
②両手を外回りに回す。手は「パー」にしてしっかり床を感じること。
③手首に体重をかけながら背中をまるくする。
④腕の内側から胸にかけての筋肉を意識。

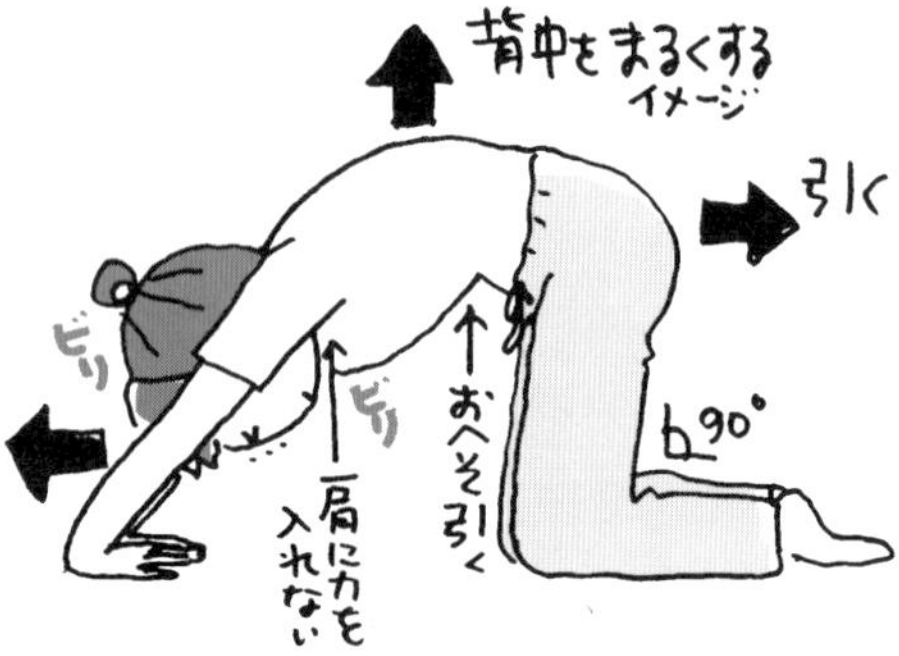

四つん這い〔内回り〕

①両手を内回りに回して、外回り同様、背中をまるくする。
②腕の外側から背中にかけての筋肉を意識。

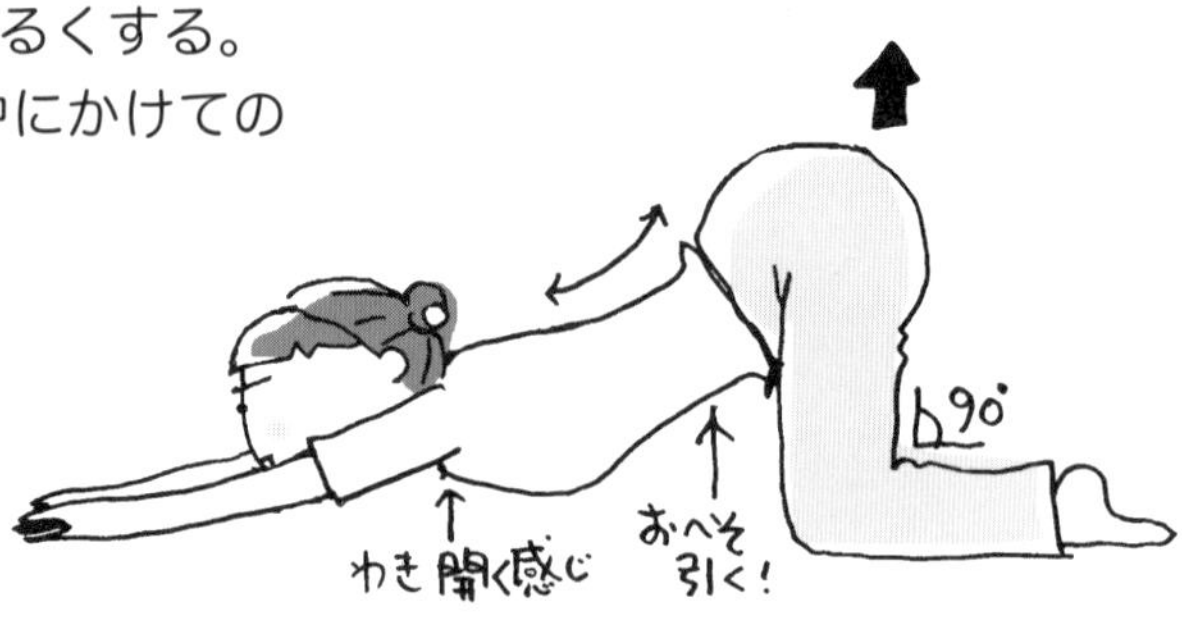

ニャンコさん

①四つん這いから、両手を前に伸ばしていく。ひじはつかない。
②背伸びするようにして胸を床に下ろしていき、背中を反らす。
③その姿勢のまま体を左右にゆすって、上半身を中心に体をチェック。

ベーシック・メニュー
p.76

Lesson 5
腹筋を育てる

お腹に意識を向ける

①床に仰向けに。両脚はそろえてひざを立てる。
②お腹、腰の後ろなどウエストまわりを手で痛いくらいにつかんで意識。
③手をそえて腹筋の動きを感じながら、腹筋を使ってお腹を出したり引っ込めたりを繰り返す。

腹筋

①お腹を引っ込めながら、おへそを見るようにして頭を持ち上げる。
②足裏にしっかり力を入れて、おへそから視線を離さず、肩甲骨のあたりまで上半身を持ち上げたら、ゆっくり戻る。
視線はおへそから外さず、腰を反らさないこと！

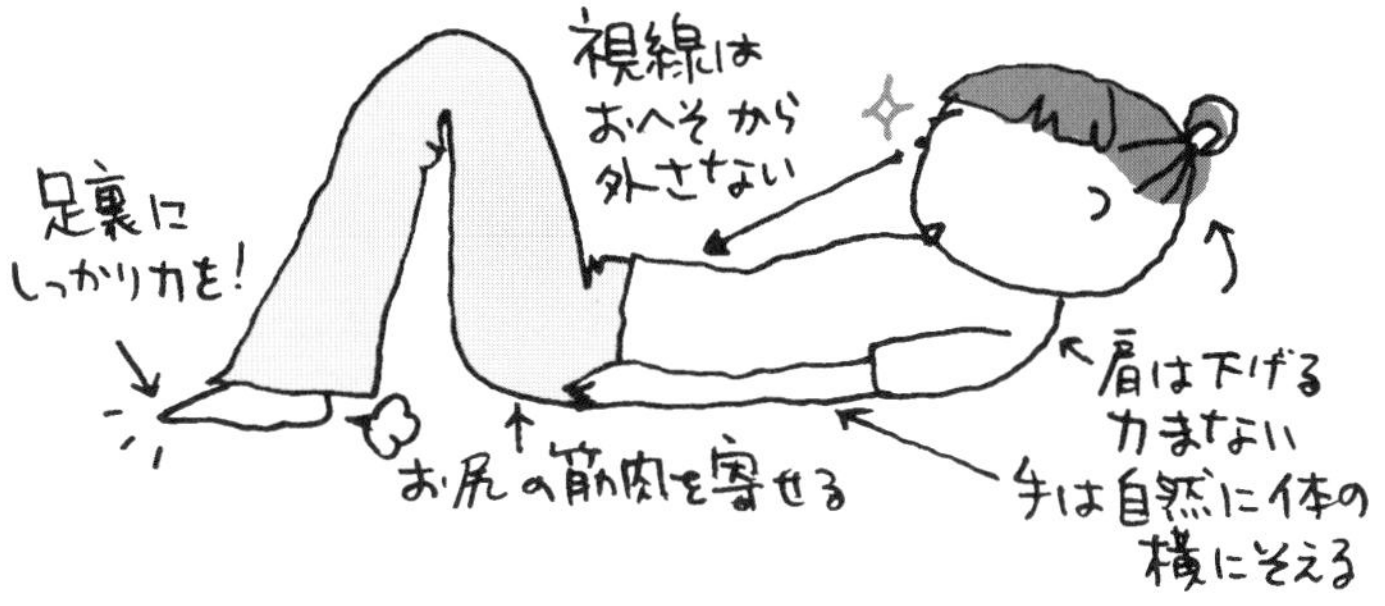

視線はおへそから外さない
足裏にしっかり力を！
肩は下げる
力まない
お尻の筋肉を寄せる
手は自然に体の横にそえる

困ったときの
プラスα・メニュー
p.90

Lesson 1
肩こりに効果的な体操

腕回し

①足を少し開いて、正しい姿勢でしっかりと立つ。
②ひじを伸ばして、両腕を前から後ろに向かって回す。
足裏の意識が地球の中心に伸びていくイメージで、できるだけ大きく、ゆっくりと。
③同様に後ろから前に回す。

ひじを伸ばす

①後ろで手を組んでひじを伸ばし、手を体から離して持ち上げる。
伸ばすとき、腰が反らないよう注意。

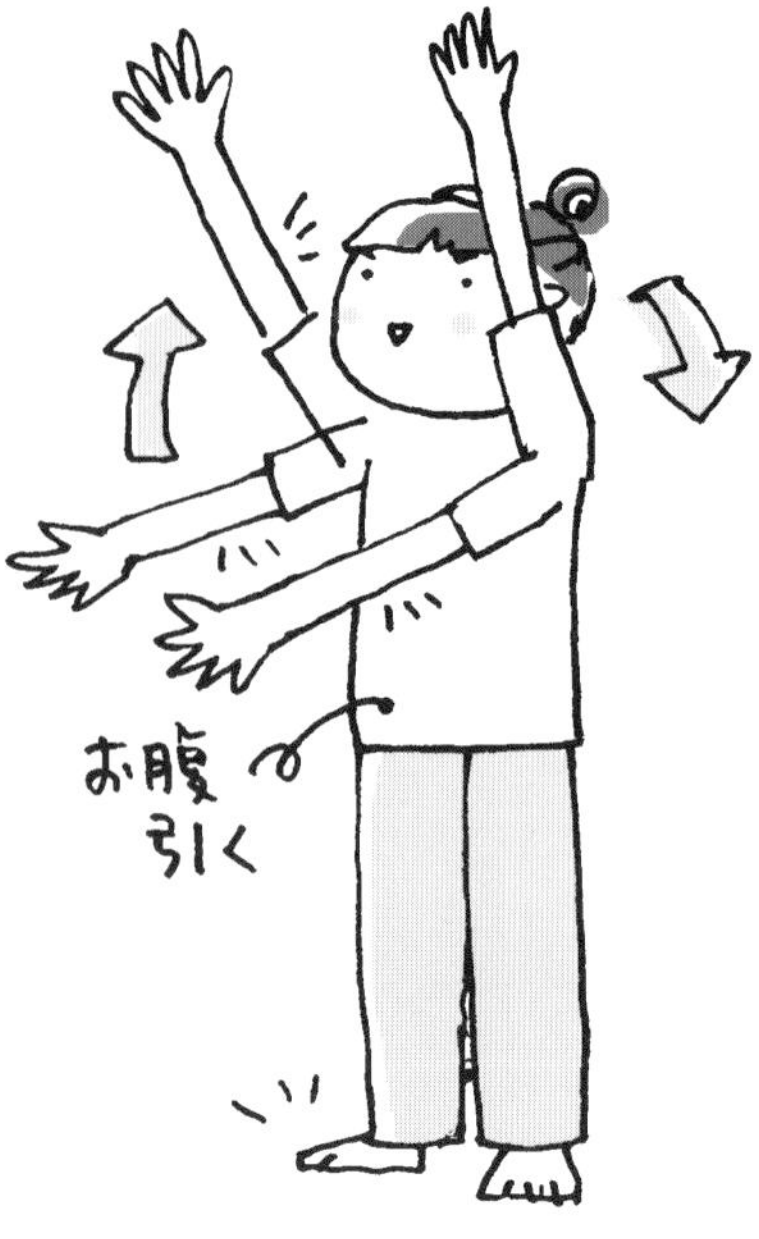

困ったときの
プラスα・メニュー
p.96

Lesson 2
腰痛に効果的な体操

腹筋を意識して使う

①無理のない姿勢で、お腹まわりをギューギューつかんで腹筋を意識。

②お腹に手をあてて腹筋の動きを感じながら、おへそが背中についてしまうくらい、お腹を思いきり引っ込める。

③次に、内臓ごと中身を飛び出させるようなイメージで、お腹を大きく膨らませる。

④腹筋をしっかり意識して使えるように②③を繰り返す。どちらの場合も可能なら、足裏をしっかり床につけること。

おへそを見る腹筋（仰向けになれる人のみ）

①床に寝て、目線をおへそに向け、腹筋に意識を集める。
腰が反らないよう注意。絶対に起き上がらないこと！

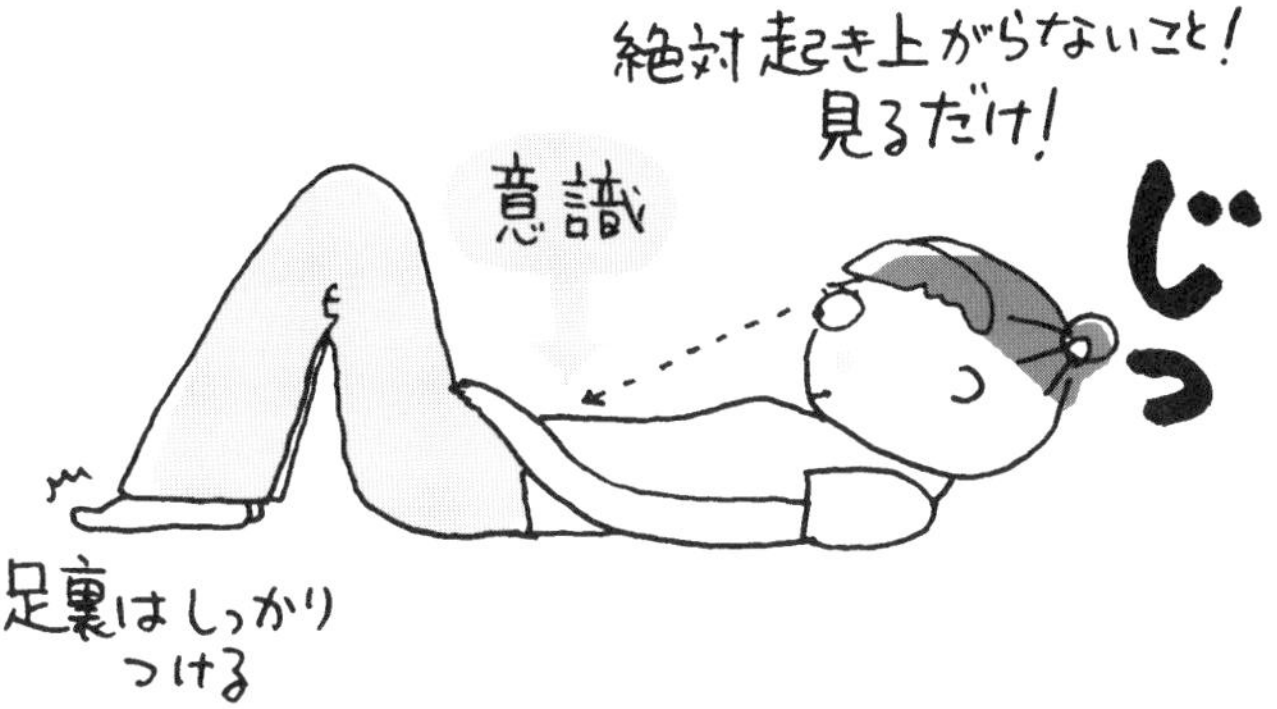

困ったときの
プラスα・メニュー
p.102

Lesson 3
頭痛に効果的な体操

首を育てる体操

〔上〕

①足を肩幅に開き、正しい姿勢で立つ。

②両手を胸に置き、口をしっかり閉じてゆっくりと上を向く。目は閉じない。

③あごと手で、しっかりと首の前の筋肉を引っぱりあう。

④そのままあごの向きを変え、右斜め前・左斜め前の筋肉も同様に引っぱりあう。

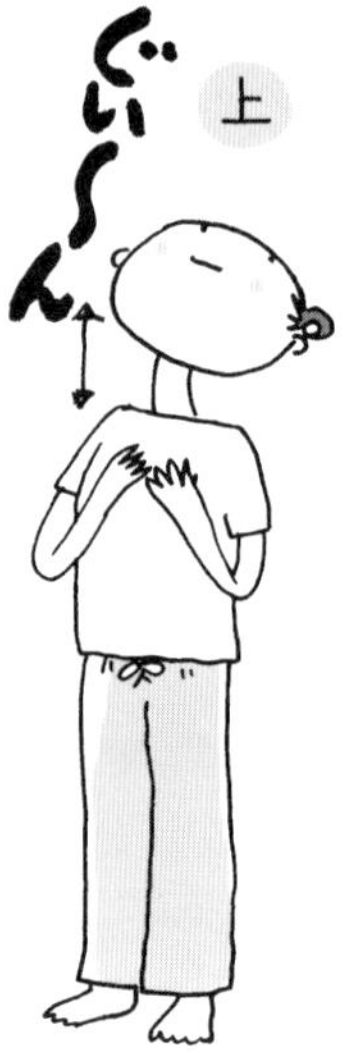

〔下〕

①両手を組んで頭の後ろに置き、頭を前に押し下げる。

②同時に肩甲骨を下げて、首の後ろの筋肉を引っぱりあう。

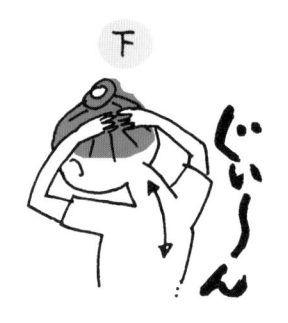

③そのままあごの向きを変え、右斜め後ろ・左斜め後ろの筋肉も同様に引っぱりあう。

〔左・右〕

①右の手を左耳の上にあて頭を右に引く。

②その際、左ひじが下へ引っぱられるような意識で肩を下げ、首の横の筋肉を引っぱりあう。

③逆側も同様に。

困ったときの
プラスα・メニュー
p.108

Lesson 4
生理痛に効果的な体操

ねじる体操

①仰向けに寝て、両ひざを胸に抱え、そのまま右側に倒れる。
②右手でひざを押さえ、上半身を左へねじる。
③左手をひじから引っぱられるような意識で伸ばしながら、背伸びするようなイメージで上半身と下半身をしっかりねじる。視線は左手の先に。
④逆側も同様に。

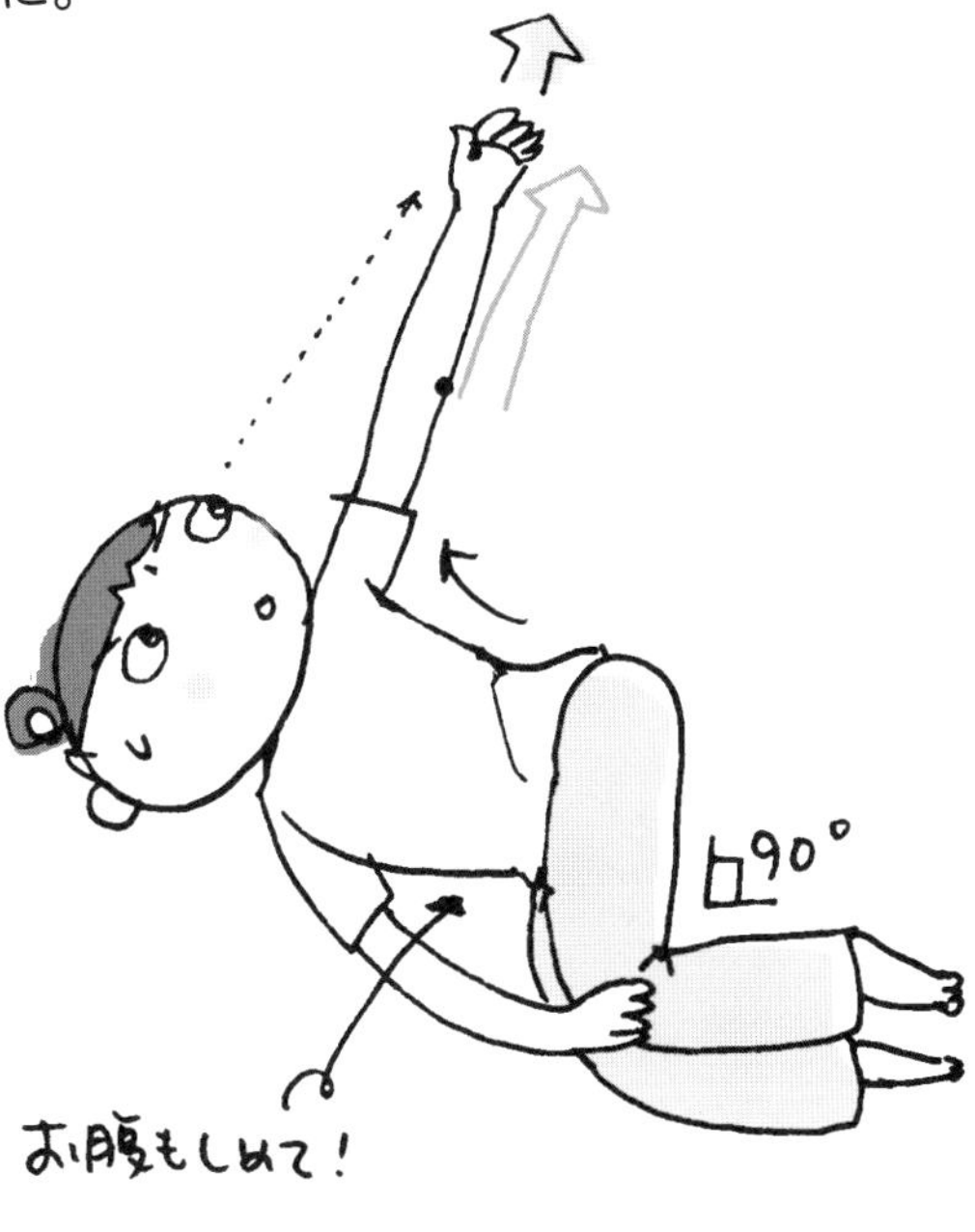

困ったときの
プラスα・メニュー
p.112

Lesson 5
冷え症に効果的な体操

うつぶせで脚回し

①うつぶせに。手は頭の横。
②右脚を付け根から持ち上げる。まっすぐ遠くへ伸ばしていくイメージで。
このとき腰が反らないよう、腹筋を意識してお腹を引くこと。
③そのまま右脚でゆっくりキレイな円を描く。足先ではなく、股関節で回すつもりで。
④逆側も同様に。

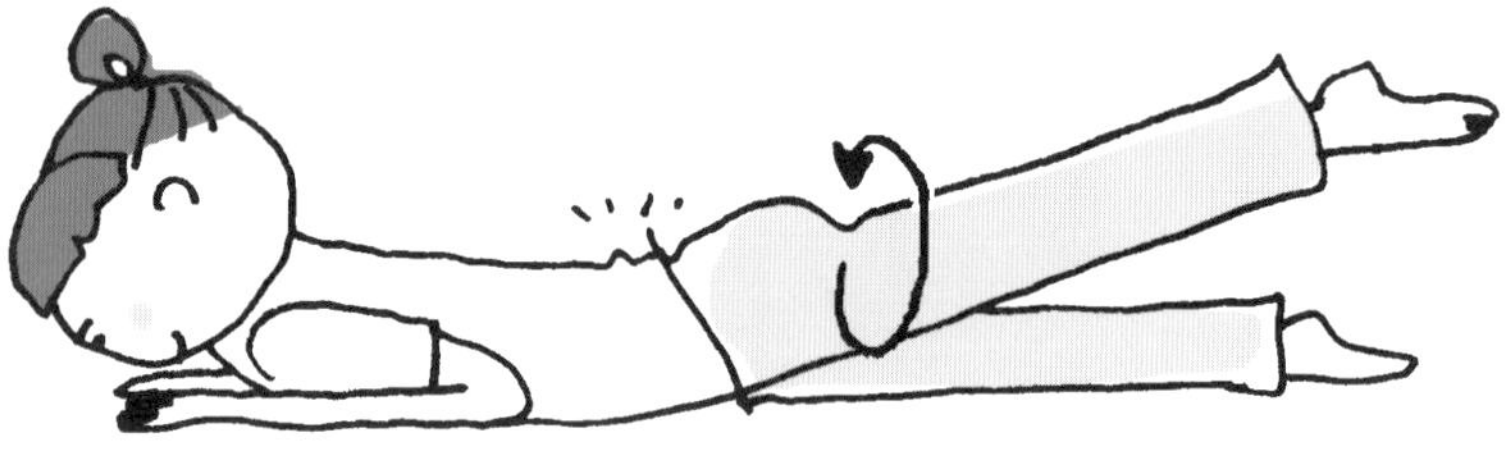

困ったときの
プラスα・メニュー
p.116

Lesson 6
不眠症に効果的な体操

全身で伸びて、脱力!

①仰向けに寝て、両手を頭の上にまっすぐに伸ばす。
②体をゆすりながら、全身で思いきり伸びをする。
頭から手足の先まで、すべての骨と骨の間を空けていくようなイメージ。
③筋肉をすべて使って全身で充分に伸びたら、一気に脱力して体を緩める。
④②③を何度か繰り返す。

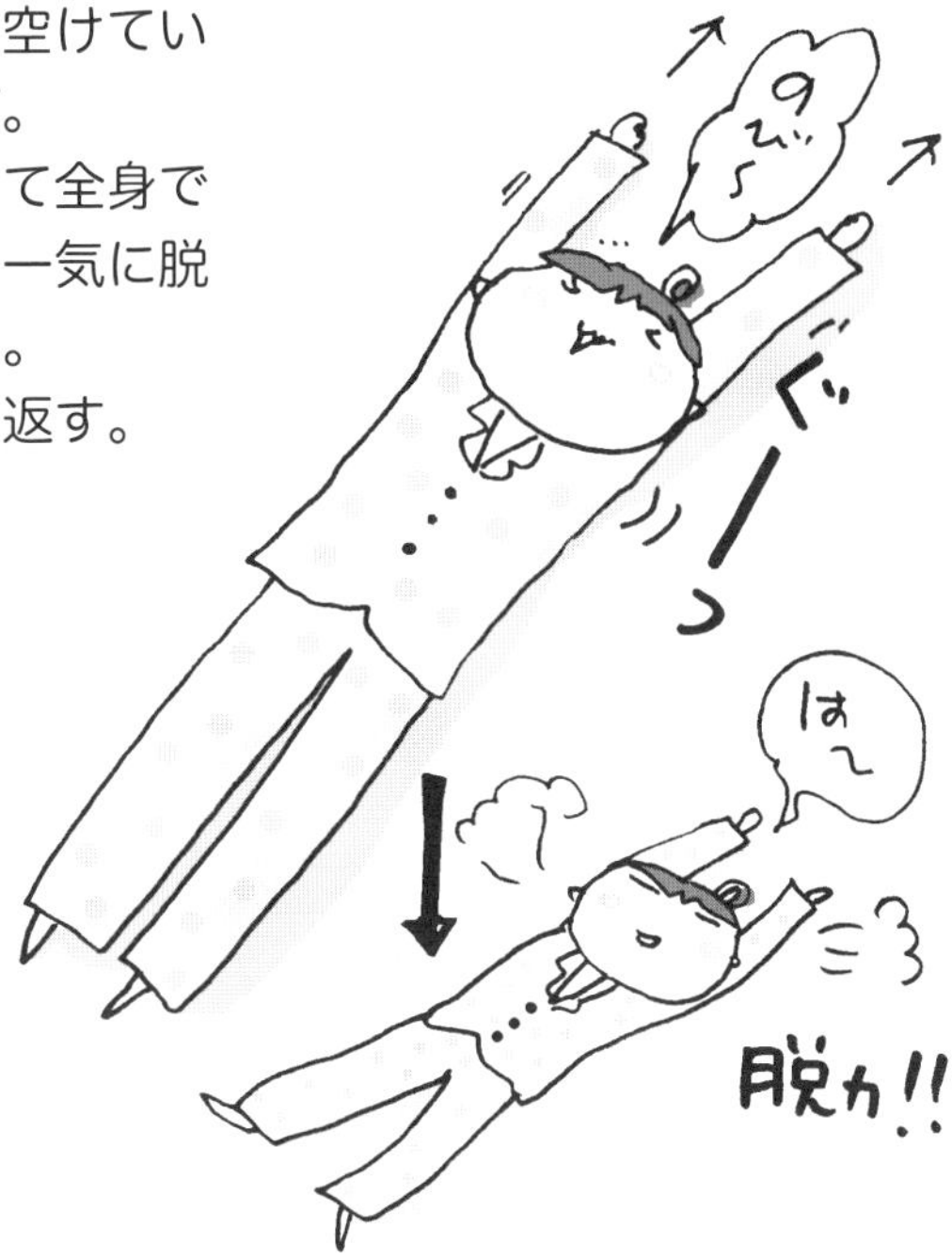

自分の体を知り、体の力を感じましょう!

まずは自分の体を知ることから始めましょう

ここまで読んできて、実際に体を動かしてきた方たちは、自分の体のどの部分がどこへつながって、どんな役割があるのかということが、少しずつわかってきたのではないでしょうか。体の仕組みを理解すれば、体というものがとても素晴らしい機能を持ち、かけがえのないものだということがわかります。そして、自分の体が、生命が、とても愛《いと》おしく感じられるようになります。

ここで今一度、その大切な体の仕組みについてまとめておきましょう。さあ、体の素晴らしさ、体のパワーを感じてください!

足

足の指は全身の筋肉の起点です

足の指から伸びた筋肉は、足首、ふくらはぎ、ひざ、ももへとつながり、そのままお尻やお腹といった上半身にまで伸びています。つまり足の指の筋肉は、全身へつながっていくすべての筋肉の起点。足の指で脚ができているし、お尻や腰ができています。腰が痛かったりして、思うように体を動かせない場合でも、足の指を触るだけならできますね。足の指をきちんと使えば、腰も、お腹も、全身がよみがえっていくのです。

それだけではありません。この足の指の一本一本は、全部別々の脳につながっています。つまり、指に触っているということは、脳に触っているようなもの。

今は自分の意識で指が動かせなくても、諦《あきら》めないで触っていくうちに、脳とつながって脳のその指の部位が目覚めてきます。ベーシック・メニューの足を育てる体操を毎日行いましょう。

手

手の指は呼吸する筋肉です

手の筋肉も、足の筋肉と同様に、体の起点となる筋肉です。

ここで重要なのは、手の筋肉が呼吸をする筋肉でもあるということ。手の筋肉は、肋骨《ろっこつ》を支える筋肉にもつながっています。前にも述べたように骨はひとりでは動けません。そうです、肋骨を動かしているのは、おもに指の筋肉なのです。ですから指を育てることは、深い呼吸を助け、新鮮な空気を体のすみずみにまで届ける力を育てること。

手の「グー」「パー」は、いつでもどこでもできる体操です。通勤の行き帰りや、ちょっとした空き時間に試してみましょう。

背中

背骨は体のネットワークの中枢です

背中の筋肉に意識が通じなくなったら、大変です。背中には、私たちにとって大切な背骨があります。背骨というと、一本の棒のような骨を想像するかもしれませんが、そうではありません。脊《せき》椎《つい》という小さな二六個の骨が並んでできているのです。ですから私たちは首を上下左右に自在に動かしたり、体をねじったりすることもできるのです。試しに、背骨を触りながら首を動かしてみてください。背骨が動くのがわかるでしょう?

この背骨の中には、脳につながっている神経が通っています。その神経が心臓の動き、手足の動き、消化、排泄《はいせつ》、体温の調整などなど、すべての生命維持をつかさどっているのです。ですから背骨をしっかりした筋肉で守って、育てていかなければならないのです。

そのためには、姿勢をよくすることがとても大切。よい姿勢をとることは、背骨を支《ささ》えるしっかりした筋肉を育てることになるからです。正しい姿勢は次ページのイラストを参照してください。ポイントとなるのは、頭を上に引き上げるイメージで立つこと、そして肩甲骨《けんこうこつ》を一ミリ下げることです。

正しい姿勢で立つことは、すみずみまで意識を行き渡らせること。それは、体を生き返らせることになります。

お尻

お尻の筋肉は、体の中で最大。体を支える要の筋肉です

骨盤《こつばん》は、上半身を支《ささ》えているところです。私たちが体の形を成《な》していられるのは、骨でいえば骨盤のおかげ。その骨盤を支え、動かすのが主にお尻の筋肉です。

ですから、お尻の筋肉がたるんでしまうと、骨組みをしっかり支えられなくなり、背骨もスッと伸びません。したがって猫背になって、お腹にも力が入らずボヨーンとしてしまいますね。あごも前に出てしまって、立ち姿も歩き方も格好がイイとはいえません。

また、背骨を支える骨盤の歪《ゆが》みは、体全体の歪みにもつながります。姿勢の悪さは、腰痛や肩こり、股関節の痛みなど、さまざまな不調の原因に

正しい立ち方

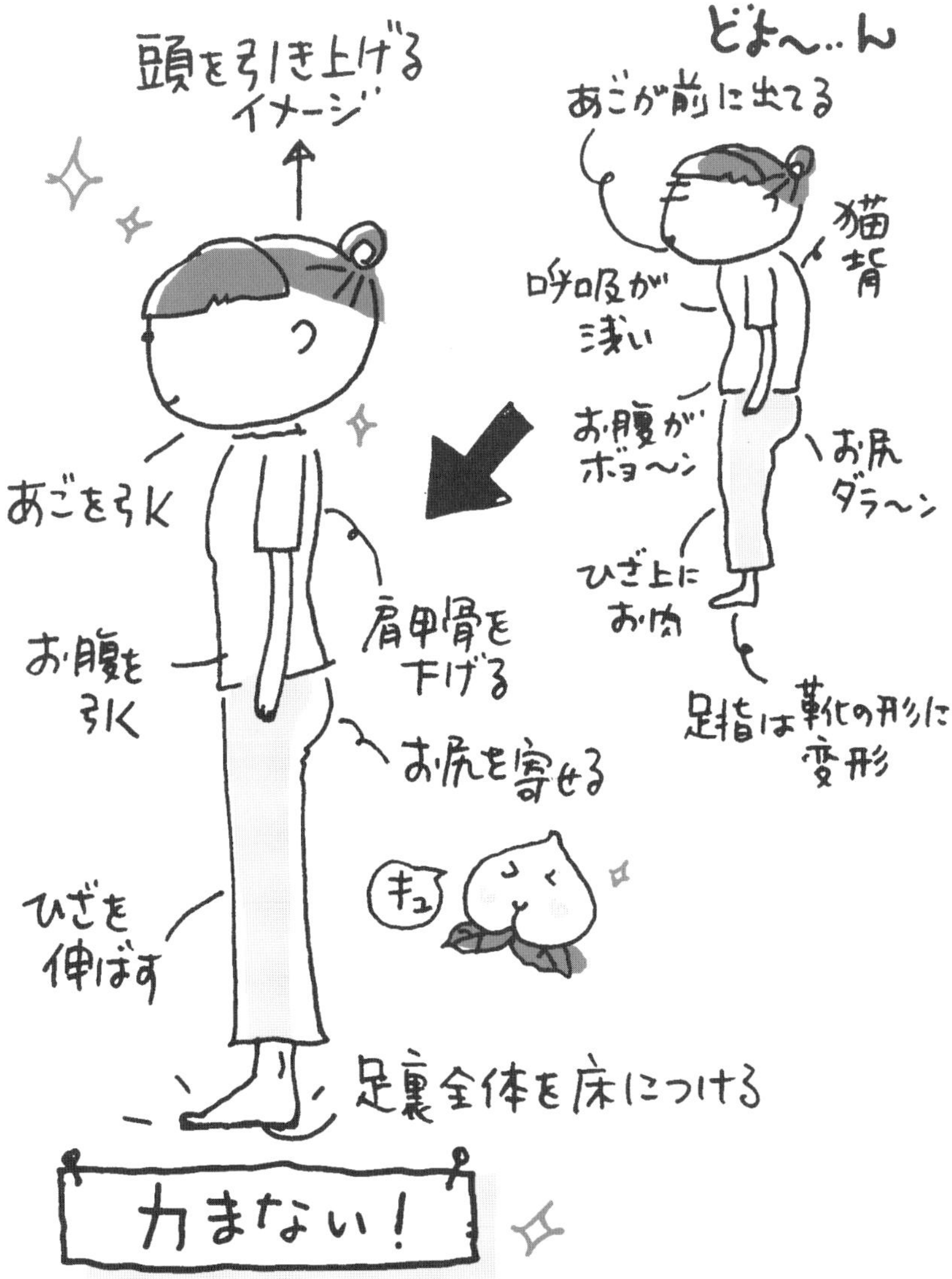

頭を引き上げるイメージ
あごを引く
お腹を引く
肩甲骨を下げる
お尻を寄せる
キュ
ひざを伸ばす
足裏全体を床につける
力まない！
どよ〜…ん
あごが前に出てる
猫背
呼吸が浅い
お腹がポヨ〜ン
お尻ダラ〜ン
ひざ上にお肉
足指は靴の形に変形

もなります。それだけ骨盤を守るお尻の筋肉を育てることは大切なのです。

試しに、お尻にギュッと力を入れて寄せてみてください。それだけで背骨がまっすぐに伸びるでしょう？　お尻の筋肉は脚ともつながっていますから、お尻の筋肉を育てることは、脚を育てることにもなります。

お尻を育てることは、いつでもどこでも簡単にできます。電車の中で立っているときや、台所で料理をしているときなど、お尻を意識して、キュッと寄せてみましょう。たったこれだけで、びっくりするくらい効果が出ますよ。

お腹

動作の起点。一生育てつづけていかなければなりません

お腹は、胃や腸、肝臓などの大切な臓器が入っているところです。ところがお腹には、それを守るべき骨がありません。お腹を触ってみてください。大切な臓器を守っているのは、骨ではなく腹筋です。心臓や肺は肋骨に守られていますが、それ以外の臓器は、骨の代わりに頑丈《がんじょう》でしなやかなこの筋肉が守っているのです。

ですから腹筋に脂肪がついていては、腹筋本来の働きができなくなってしまいます。胃腸が弱ったり、便秘だったりするのは、腹筋の力が弱まっているのが原因のことも多いのです。

腹筋は、腰や内臓を守っている大切なガードル。実は、内臓があるべき位置に収まるように支えてくれているのも腹筋の力なのです。

腹筋は、肋骨や背骨、骨盤を支える役目も担《にな》っています。そのため腹筋の力がなくなると、腰痛になったり、姿勢が悪くなったり、足や脚が衰《おとろ》えたりします。精神的にも不安定になります。

このように腹筋が全身に与える影響を考えると、しっかりと生きるために、腹筋の力がどれほど大事か理解できますね。

ですから、毎日、毎日、腹筋を意識して動かしてください。お腹の筋肉を育てるために最も有効なのは、やはり腹筋運動。起き上がるのがつらい人は、ベーシック・メニューの足や手の体操をしっかり行うことで、楽にできるようになります。

逆に、腹筋を育てることで、ベーシック・メニューのほかの動きがスムーズになります。筋肉はつながっていて、「まるごとひとつ」だからです。腹筋はあなたにとって日々、最も重要な役割を果たしている筋肉なのです。

顔

噛《か》むことで脳が生き返る 生命力の源です

顔にはさまざまな筋肉が張り巡らされています。そして、どの筋肉もつながりあっています。口を開いたり、目を見開いたりといった顔の表情のひとつひとつは、筋肉の動きによるものです。

この顔中の筋肉を刺激するのが、「噛《か》む」という動作。よく噛むことによって、いろいろなよいことがあります。まず、あごのまわりにある唾液《だえき》腺が刺激され、唾液がよく分泌されること。それによって虫歯予防や、がん予防にも効果があると言われます。次に、顔中の筋肉や三叉《さんさ》神経が刺激され、視力や聴力、嗅覚なども育っていくこと。そして、口からつながって頭蓋骨《ずがいこつ》をおおっている筋肉が使われ、脳にも刺激を与えます。

よく噛むということは、脳を活性化させることでもあるわけです。

また、噛んで、顔中の筋肉を育てることで、血行もよくなります。血色の悪かった顔も生き生きとしてくるはずです。

普段からかたいものを食べ、しっかりと意識して噛むように心がけましょう。

エピローグ

「体は、あなたを裏切りません」

さて、初めて体を意識し、感じながら動かすという体操をしてみました。いかがでしたか？最初は、筋肉痛になったりして、痛い思いをした人もいることでしょう。でもきっと、今まで使っていなかった体がどんどん目覚めて、よみがえっていくのに、感動してしまったのではないでしょうか。

自分の体の変化が実感できるようになれば、体を意識して動かすのが楽しくなります。そしてその楽しさが脳と心にも作用し、あなたの心は前向きになり、体は美しくなっていきます。するとこの体操を始める前に、「太っているから嫌い」「他の体にとりかえたい」と思っていたはずのあなたも、自分の体がどんどん好きになっていったはずです。きくち体操は、「自分の体を実感する」「自分を大切に思う」体操。それが出発点であり、到達点でもあるのです。

ここで、最後にあなたに知っていただきたいエピソードがあります。この本を書いているときに教室にいらした二十三歳のA子さんのお話です。A子さんはこの本に登場するゆび子さん

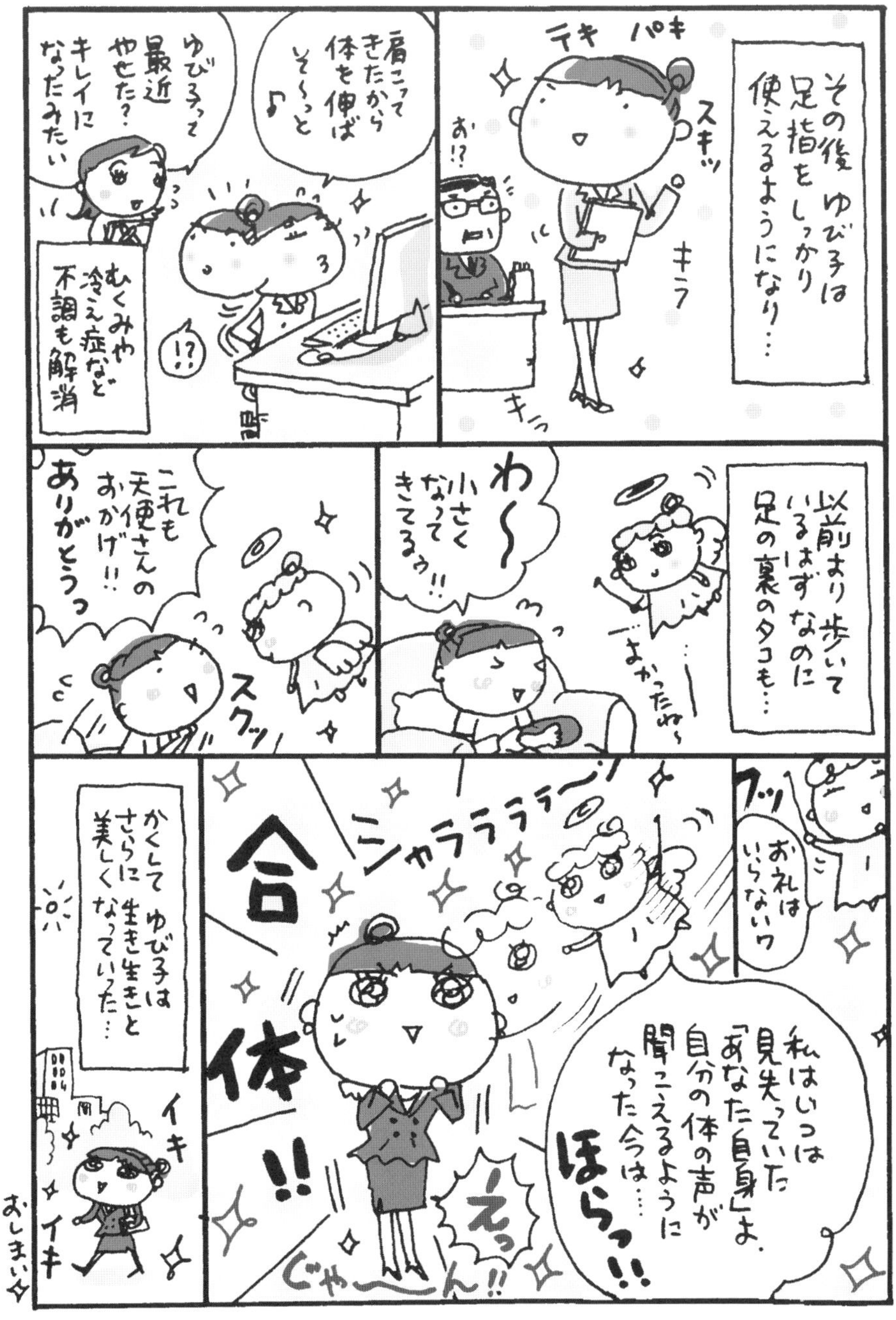
その後 ゆび子は足指をしっかり使えるようになり…
テキ パキ
スキッ
キラ
キッ
お!?
肩こってきたから体を伸ばそ〜っと♪
ゆび子って最近やせた? キレイになったみたい
!?
むくみや冷え症など不調も解消
以前より歩いているはずなのに足の裏のタコも…
よかったね〜
わ〜 小さくなってきてるっ!!
これも天使さんのおかげ!!
ありがとうっ
スクッ
グッ
お礼はいらないワ
シャラララ〜ン
合体!!
私はいつは見失っていた「あなた自身」よ.
自分の体の声が聞こえるようになった今は…
ほらっ!!
えっ
じゃ〜ん!!
かくして ゆび子は さらに生き生きと美しくなっていった…
イキ イキ
おしまい

よりも、もっと自分の体を見失ってしまっていた重症な方でした。

A子さんは、メイクもばっちり決まっていてファッションも今風の、とてもきれいなお嬢さん。しかし、ひざが曲がり、腰が曲がり、かかとが地面につかず、つま先でよたよたと歩いて教室に入って来ました。

なぜこのような歩き方しかできなくなってしまったのか、この本を読んでこられたあなたならもうおわかりですよね。そうです。A子さんの全身の筋肉は弱りきってしまっていたのです。

A子さんは会社を辞《や》めてこの一年、寝てばかりいたそうです。お母さんは「まるで眠り姫のようだった」とおっしゃっていました。

使わない筋肉はどんどん弱っていくのです。寝ていれば、足の裏を地面につけて立つということはありません。そのため彼女の足首は、伸びたままで陶器のように冷たくかたまってしまっていました。

体と同じように気持ちも弱ってしまっていて、「こんな私、もうこの世から消えてしまいたい」と、現実の自分に向き合う気力もなくなっていたのです。

A子さんの足の指は使っていなかったために小さくうずもれていました。私は、痛みに顔をしかめられながらも、A子さんの足の指を触ったり、引っぱったり、広げたりと必死で動かしました。しばらくすると陶器のようだった足に血液が流れてくる感じが私の手に伝わってきて、思わず涙があふれてきました。

A子さんにもその感動が伝わったようで、「立ってみたい」と言うので、二人がかりで抱き起こしたところ、A子さんの口から「歩くって、どういう風にするのかわからない」という、にわかには信じられない言葉が飛び出しました。歩く筋肉が弱ると、歩くことをつかさどる脳もなえていくのだということを目の前で見せられて本当に衝撃でした。

今、彼女には足を育てる体操を中心に、意識して体を動かし、感じ取ることで、もう一度、脳と体をつなげなおしてもらっています。なによりも嬉しいことは、A子さんの表情が明るくなり、生きていく気力が出てきたと笑顔でお話ししてくれるようになってきたことです。

彼女はきくち体操に出会って、自分の体は自分で生かすしかない、手足が動くことは当たり前のことではなく、自分自身が育《はぐく》んできたから動けるのだということを初めて知ったのです。

A子さんは学生時代には体育会系の部活の選手でした。体力には自信があったため、自分がこんな状態になるなんて現実の自分の姿を見ても認められなかったようです。しかし、育むことを止めれば、若くたって自然に弱っていってしまうのです。

これは現実の話です。まるであなたにお伝えするために教室に来てくれたようなA子さんの話は、ゆび子さんといっしょに、ぜひあなたの記憶に残してください。

A子さんのような方は、決して特別な例ではありません。若い方たちの体の弱り方は本当に深刻です。

今は生活が楽で便利になって、体を使わなくても日常生活ができる時代になってしまいました。だからこそ意識的に体を動かそうとしていないと、同じようなことがあなたの体にも起こってきます。こんな時代に、今あなたが生きていることをしっかり認識してください。

「忙しい」という言い訳は、もうやめましょう。たとえ体操する時間がなくても、日常生活で体に意識を向けることはできるでしょう？　無意識のときに、ハッと気づいて手や足の指に意識を向けてみる。そんなことを繰り返してください。

一日何回、無意識の自分に気づくことができるか。そして、一日何回、体へ意識を向けられるか。それを少しずつ積み重ねていきましょう。

私はこう断言できます。

「体は、あなたを決して裏切りません」

こうありたいという思いが強ければ強いほど、体はそれに応《こた》えてくれます。

キレイな体を手に入れて、生き生きと輝くあなたなら、なりたい自分になれるのは、もうすぐそこです。いくつになろうと、どんな状態であろうと、思いは必ずあなたの体に届きます。

その思いを忘れずに、これからも持ち続けていってください。

さあ、本当の自分の体を取り戻し、生き生きした美しいあなたになりましょう！

菊池和子

菊池和子　きくちかずこ

1934年生まれ。日本女子体育短期大学卒業。
体育教師を経て「きくち体操」を創始。
きくち体操は「なぜ動くことは心と体によいのか」
という素朴な疑問から出発し、
その答えを求めて人間の体を学び直し、
人体のメカニズムに沿った「健康に直結する動き方」を模索、
たくさんの人の体に触れながら、
「体をどう動かすと体のどこにどういいのか」ということを
繰り返し研究、実践し、一つひとつの動きを積み上げてきた集大成。
その独自の体操を通して、
あらゆる年齢層の人々が健康を獲得し、
心身ともに驚くほどの変化を遂げており、
その指導は多くの人々から高い信頼と支持を得ている。

現在、神奈川県川崎市を本部とし、東京、神奈川の直営教室のほか、
NHK、朝日、読売、高島屋、産経学園、セブン＆アイ・ホールディングス主催の
各カルチャースクールなどにも教室を持つ。
NHKラジオ第1放送のコーナー「いっしょに体操」(2005〜2007)の
レギュラー出演他、各局テレビおよび新聞、雑誌などで
数多く紹介される。講演などでも活躍中。
また横浜市内全福祉保健センターにおいて講師を務める他、
神奈川県予防医学協会、神奈川県消防学校、
厚木看護学校、湘南平塚看護学校などの講師も歴任。
著書に『いのちの体操「きくち体操」奇跡の実例』(宝島社新書)、
『きくち体操「意識」と「動き」で若く、美しく！』(いきいき株式会社出版局)他多数。
日本ホリスティック医学協会会員

きくち体操事務局
〒210-0007　川崎市川崎区駅前本町10-5クリエ川崎ビル903
TEL044-244-9211　FAX044-245-9266
http://www.kikuchi-taisou.com/

指《ゆび》の魔法《まほう》
奇跡《きせき》のきくち体操《たいそう》

2008年6月30日　第1刷発行
2019年1月31日　第8刷発行

著者　菊池和子《きくちかずこ》
絵　大橋明子《おおはしあきこ》

発行者　手島裕明

発行所　株式会社集英社インターナショナル
〒101-0064　東京都千代田区神田猿楽町1-5-18
電話　03-5211-2632

発売所　株式会社集英社
〒101-8050　東京都千代田区一ツ橋2-5-10
電話　読者係　03-3230-6080
販売部　03-3230-6393（書店専用）

印刷所　図書印刷株式会社

製本所　加藤製本株式会社

Printed in Japan ISBN978-4-7976-7178-0　C2076

定価はカバーに表示してあります。